Les Névrites Professionnelles

PAR

Mme BARAKS, née DOÏLIDSKY
DOCTEUR EN MÉDECINE DE LA FACULTÉ DE PARIS

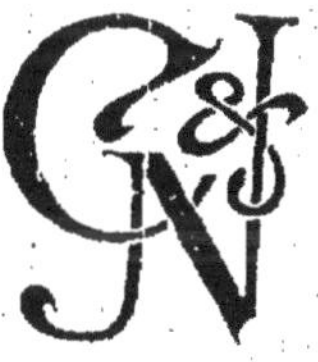

PARIS
GEORGES CARRÉ ET C. NAUD, ÉDITEURS
3, RUE RACINE, 3

1901

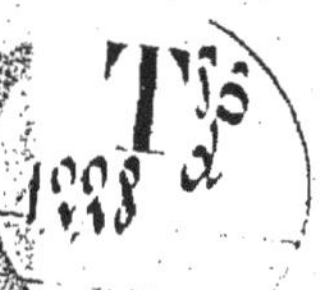

Les Névrites Professionnelles

PAR

Mme BARAKS, née DOÏLIDSKY
DOCTEUR EN MÉDECINE DE LA FACULTÉ DE PARIS

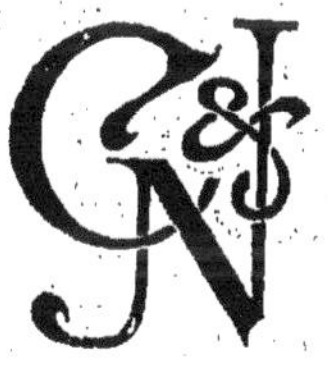

PARIS
GEORGES CARRÉ ET C. NAUD, ÉDITEURS
3, RUE RACINE, 3

1901

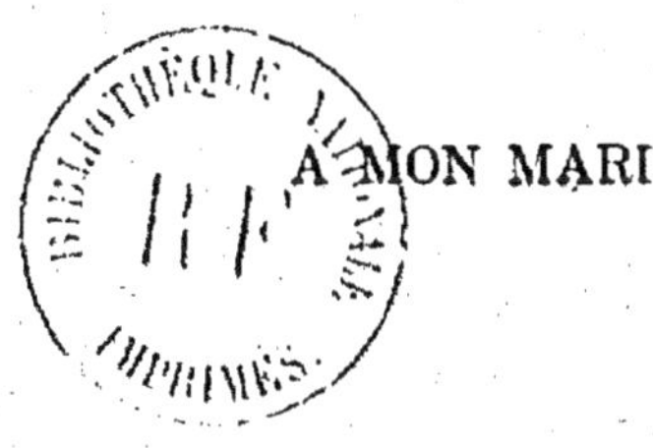

A MON MARI

A MES PARENTS

A MES SŒURS ET A MON FRÈRE

A MON PRÉSIDENT DE THÈSE

MONSIEUR LE PROFESSEUR RAYMOND

Médecin de la Salpêtrière,
Membre de l'Académie de Médecine,
Officier de la Légion d'honneur.

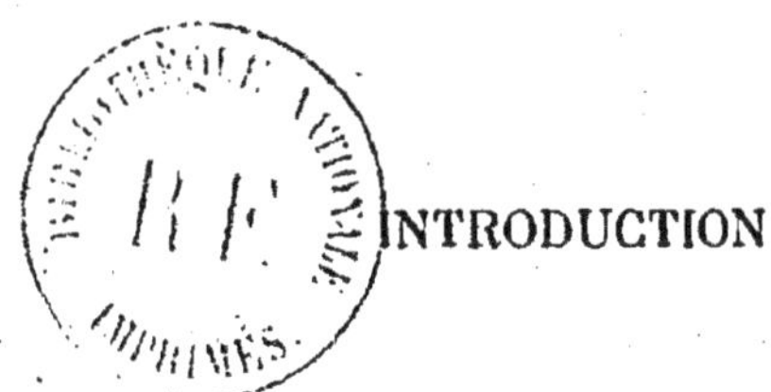

INTRODUCTION

L'hygiène en général et l'hygiène professionnelle en particulier attirent de plus en plus dans ces derniers temps l'attention des médecins. On est arrivé à la conclusion qu'il est incomparablement plus facile de prévenir les maladies que de les guérir une fois qu'elles se sont déjà déclarées. Aussi tâche-t-on d'étudier attentivement les causes morbigènes et leur mode d'action pour s'opposer efficacement à leurs effets nocifs. Mais, pour comprendre l'étiologie et la pathogénie d'une affection quelconque, il est de toute nécessité d'être préalablement bien fixé sur la marche clinique et la terminaison habituelle de la maladie en question. La plupart des maladies professionnelles, surtout les intoxications professionnelles et les différentes konioses, nous sont déjà assez bien connues, et nous n'avons pas beaucoup de peine à prescrire les précautions indispensables pour prévenir leur apparition.

Il n'en est malheureusement pas ainsi des névrites professionnelles. Ce chapitre relativement assez récent des maladies professionnelles, puisque son étude systématique date seulement du mémoire de *Zenker* (123) paru en 1883, n'a pas jusqu'à présent été étudié dans son ensemble. Malgré l'importance de plus en plus croissante des altérations que subissent les nerfs par suite du surmenage, des compressions et des tiraillements exercés sur eux dans les différentes professions, nous ne possédons encore aucune monographie embrassant dans leur ensemble les différentes formes cliniques de névrites professionnelles. Or, c'est seulement d'une étude d'ensemble qu'on pourra déduire les règles et les précautions à prendre pour éviter, autant que faire se peut, l'inaptitude au travail et, par conséquent, la gêne et même la misère qu'entraîne souvent après soi la nécessité d'interrompre, pour un temps plus ou moins long, le travail accoutumé et parfois même de changer de profession.

Aussi avons-nous saisi avec empressement l'offre qu'a bien voulu nous faire M. le professeur Raymond de consacrer notre thèse inaugurale à l'étude d'ensemble des névrites professionnelles.

Dans ce but, nous avons rassemblé, aussi complètement que possible, les différents mémoires épars dans la littérature médicale concernant les diverses formes de névrites professionnelles. Notre tâche consistera surtout à les classer, à les confronter les unes avec les autres, à approfondir leur étiologie et leur pathogénie et à indiquer les mesures de précaution publiques aussi bien que privées, pour enrayer leur marche envahissante.

Nous diviserons notre travail en deux parties.

Dans la *première* nous nous occuperons des névrites professionnelles en général. Nous y étudierons l'historique, l'étiologie, la pathogénie, la symptomatologie et le traitement généraux des névrites professionnelles. Chemin faisant, nous dirons aussi quelques mots du diagnostic et du pronostic de ces névrites.

La *deuxième* partie traitera des névrites en particulier. Nous les classerons d'après les professions dans lesquelles on les rencontre de préférence. Il va sans dire que cette classification, aussi difficile que peu exacte, puisque la même forme clinique de névrite peut se rencontrer dans diverses professions, ne prétend nullement à une précision absolument impossible dans l'état actuel de nos connaissances sur cette question. Toute notre ambition consiste seulement à jeter des jalons qui permettront aux auteurs qui nous suivront dans cette voie, de tracer les linéaments concis d'une description étiologique et pathogénique de ces affections si intéressantes à plusieurs points de vue. Nous nous considérerons pleinement récompensée si notre travail facilite les recherches ultérieures.

Sur le point de quitter la France, si hospitalière aux étrangers, nous saisissons cette occasion pour exprimer notre profonde reconnaissance à tous nos Maîtres dans les hôpitaux et à la Faculté, qui ont guidé nos pas dans nos études médicales. Nous n'oublierons jamais l'accueil bienveillant que nous avons rencontré auprès d'eux, et nous tâcherons d'utiliser au mieux des malades l'enseignement si élevé qu'ils professent tous les jours au lit du malade et dans la chaire.

Que M. le professeur Raymond veuille bien agréer l'expression de notre profonde gratitude pour la bienveillance qu'il nous a manifestée, pour l'intérêt qu'il témoigne pour notre travail, pour ses leçons qui projettent une lumière si vive sur toutes les questions de la pathologie nerveuse, et surtout pour le grand honneur qu'il nous fait en acceptant de présider notre thèse.

PREMIÈRE PARTIE

DES NÉVRITES PROFESSIONNELLES EN GÉNÉRAL

Historique.

C'est *W. Zenker* (123) qui attira le premier l'attention, d'une manière spéciale, sur une affection particulière observée par lui aux membres inférieurs chez des houeuses qui travaillent à genoux. *Duchenne* (23), il est vrai, a déjà décrit beaucoup plus avant (p. ex., obs. LXXX, p. 502-504) des cas qui peuvent être considérés comme des névrites professionnelles ; mais ce clinicien sagace, qui a tant contribué au développement de la neuropathologie, a jeté pêle-mêle ces observations avec d'autres qui sont des névroses professionnelles pures en les confondant toutes sous la dénomination d'impotence fonctionnelle et en les attribuant (p. 1028) plutôt à des troubles du système nerveux central qu'à des lésions des nerfs périphériques. *Ballet* (3) et *Leudet* (63) assignent les premiers à ces affections la dénomination acceptée à présent de névrites professionnelles, tandis que *Zenker* les a consignées sous le titre de névrose professionnelle (Arbeitsneurosen). Cette dernière dénomination est évidemment erronée, la névrose supposant toujours un trouble de coordination, d'origine centrale, de divers muscles coopérant synergiquement pour l'accomplissement d'un acte déterminé. Il en résulte que, en cas de névrose, les muscles inaptes à se contracter synergiquement pour un acte déterminé, se montrent tout à fait intacts dès qu'il s'agit de se contracter isolément ou pour effectuer un acte tout autre. Or, dans la névrite professionnelle il en est autrement. Les muscles atteints sont parésiés ou même paralysés indépendamment de l'acte professionnel à l'accomplissement duquel ils contribuent. On voit donc que les névrites professionnelles, du moins dans les cas bien tranchés, n'ont rien de commun avec les névroses professionnelles, dont le type le plus net est la crampe des écrivains. Néanmoins cette dernière dénomination est encore, à tort d'après nous, très employée en Allemagne (*Remak* dans la dernière, troisième, édition de l'Encyclopédie d'*Eulenburg*, p. ex.).

Quoi qu'il en soit, la communication de *Zenker* fut suivie bientôt d'un grand nombre d'autres travaux se rapportant à des névrites professionnelles variées. C'est ainsi, p. ex., encore en 1883, que *Roth* (92) relate en quelques mots d'autres cas analogues à ceux de *Zenker*. En Allemagne, ce sont surtout *Bernhard* (6-8 et 10) et *Remak* (81-86) qui ont le plus contribué à l'approfondissement de nos connaissances sur cette question. D'autres travaux n'ont pas tardé à être publiés sur différentes névrites professionnelles; ainsi *Bruns* (14 et 16), *Däms* (24 et 25), *Zander* (122), *Litthauer* [(cité par *Schaefer* (95, p. 28 et 29)] et *Steudel* (109) ont décrit la paralysie des tambours, *Gerhardt* (44) et *Rieder* (90) la paralysie des porteurs de briques, *Osann* (74) celle des déchargeurs de charbon, *Coester* (19) celle des cigarières, *Mœbius* (67) celle des joueurs de cithare, etc., etc... Rappelons enfin que *Bernhardt* (9) et *Remak* en collaboration avec *Flatau* (87), surtout ces derniers, ont donné dans le grand traité de médecine de *Nothnagel*, la description la plus complète de presque toutes les névrites professionnelles que nous ayons jusqu'à présent.

En France, outre les mémoires sus-mentionnés de *Ballet* et de *Leudet* et une observation (obs. III) dans la communication de *Panas* (76) faite encore en 1877, qui, jusqu'à un certain point, peut être rangée parmi les névrites professionnelles, les cas de cette affection ne sont devenus nombreux que dans ces dernières années. La plupart de ces observations sortent de la clinique de la Salpêtrière. Notons en particulier l'observation de *Charcot* et *Meige* (18), celles de *Duval* et *Guillain* (26 et 26 a), de *Huet* (55), de *Huet* et *Guillain* (56), de *Huet*, *Duval* et *Guillain* (57), de *Souques* et *Duval* (104), de *Gilles de la Tourette* (47), etc. On peut aussi, à notre avis, y ranger l'observation si curieuse de *Straus* (110). Citons enfin, d'une part, l'observation de *Vulpian* (116) et, d'autre part, celles de *Vigouroux* (114 et 115).

L'Angleterre nous a fourni aussi quelques observations de névrites professionnelles. Sans nous arrêter aux soi-disant hémiplégies des forgerons décrites par

Frank-Smith (39, 40 et 41), qui, d'après la remarque juste de *Gowers* (48, II, p. 476, note), sont de tous points une maladie fictive, nous mentionnerons les quelques observations de *Gowers*, de *Poore* (78 et 79), de *Ross* (91), de *Suckling* (111 et 112), etc.

Enfin rappelons pour mémoire les observations hollandaises de *Stephan* (108) et de *Wertheim-Salomonson* (119) concernant des tailleurs de diamants

L'Italie et la Russie ne fournissent que des observations isolées et sans grande valeur.

Cette nomenclature si fastidieuse qui aurait pu être encore beaucoup plus allongée, suffit amplement pour prouver la grande expansion des névrites professionnelles et par conséquent, le grand intérêt qui s'attache à leur étude. Ce qu'il importe surtout de souligner ici, c'est la multiplicité et la variabilité extrême des formes cliniques qui, au fur et à mesure que nous avançons, se dégagent de plus en plus, de l'homogénéité apparente du début. C'est ainsi que, suivant telle ou telle profession, les névrites sont circonscrites à tel ou tel domaine nerveux bien déterminé, et cela en raison des efforts ou des compressions s'exerçant dans chaque profession donnée, de préférence sur telle ou telle partie des nerfs et des muscles innervés par eux. Citons, comme exemple frappant, l'observation de *Huet* et *Guillain* (56) concernant une névrite cubitale droite chez un boulanger qui pétrit la pâte et donne la forme aux pains fendus en pratiquant la fente longitudinale de ces pains à l'aide du bord cubital de la main, de l'avant-bras et même de la face interne du bras pour des pains un peu longs. On est parfois même amené à pouvoir construire à priori la forme clinique et la localisation de la névrite, pour peu que l'on soit familiarisé avec les manipulations habituelles dans la profession et, par suite, les muscles et les nerfs qui sont soumis aux heurts, aux compressions et au surmenage.

Ce court historique assez incomplet suffit néanmoins pour donner une idée passablement nette du développement extraordinaire qu'a pris dans ces derniers temps la description isolée, une par une, de différentes névrites professionnelles. Il justifie pleinement la nécessité de synthétiser en une étude d'ensemble tous ces documents épars : alors seulement on pourra espérer arriver à des conclusions fermes, quant à l'étiologie, à la pathogénie et au traitement surtout prophylactique de ces affections si répandues.

Etiologie.

Avant d'aborder l'étiologie des névrites professionnelles, nous devons insister sur la nécessité d'une certaine *prédisposition*. Il est difficile, à la vérité, de bien définir en quoi elle consiste (1). La plupart des observations sont muettes là-dessus ou se contentent de dire d'une manière générale « hérédité très chargée », par exemple *Pauly* (77), ou « pas d'hérédité ». La seule indication assez précise qu'on rencontre parfois, c'est

(1) Remak et Flatau (87) indiquent comme causes prédisposantes les troubles de nutrition, l'alcoolisme, la tuberculose et le tabès.

l'alcoolisme. Dans quelques observations on note expressément que le malade ne boit pas, par exemple *Poore* (79). Dans quelques cas les névrites professionnelles surviennent chez des sujets atteints d'atrophie musculaire progressive, par exemple *Kaufmann* (60).

Quoi qu'il en soit, la nécessité d'une prédisposition est indiscutable. Que de millions et de millions de sujets s'occupent de métiers pouvant donner lieu à l'apparition d'une névrite professionnelle, c'est-à-dire dans lesquels les muscles et les nerfs sont soumis au surmenage, à la compression, au tiraillement! Néanmoins les névrites professionnelles ne se rencontrent que chez des centaines d'individus. Sur un grand nombre de personnes se trouvant à peu près dans les mêmes conditions, une seule présente une névrite professionnelle. Quelle différence énorme, sous ce rapport, entre les névrites et les durillons professionnels! Pour ces derniers (voir *H. Meyer*, Contribution à l'étude des durillons professionnels, *Thèse* de Paris, 1901) où il s'agit tout simplement d'une action chimique ou mécanique sur l'épiderme, *tous* les sujets s'occupant de professions où ces influences peuvent s'exercer, présentent sans exception aucune, le durillon professionnel apparaissant toujours à un endroit bien déterminé et pouvant servir de stigmate indélébile d'une profession déterminée. Il en est tout autrement, comme nous venons de l'indiquer, en ce qui concerne les névrites professionnelles.

Tous les sujets soumis à un entraînement intellectuel exagéré, ne deviennent pas neurasthéniques. De même aussi, tous les nerfs surmenés, comprimés, tiraillés ne jettent pas leur cri de détresse sous forme de névrite professionnelle. Il faut donc admettre que seuls y sont sujets les nerfs ne pouvant résister à des actions nocives qui, dans la majorité des cas, sont sans influence défavorable aucune sur des personnes normales. Nous verrons plus loin, dans le chapitre sur la pathogénie, que la fatigue peut provoquer même des lésions anatomiques dans les cellules des centres nerveux. Sans y insister outre mesure pour le moment, nous pouvons dès à présent affirmer sans crainte d'être démentie, que ces lésions ne sont pas communes. Nous sommes donc de nouveau acculée devant la difficulté, pourquoi parmi des sujets travaillant absolument dans les mêmes conditions, les uns sont atteints de névrites professionnelles tandis que les autres, en beaucoup plus grand nombre, exécutent sans inconvénient les mêmes manipulations dangereuses? La seule explication plausible qui se présente à l'esprit, c'est que les nerfs de tous les sujets, de par leur structure anatomique ou, plus vraisemblablement, de par leur mode d'assimilation et de désassimilation, sont loin d'être équivalents (voir pour les détails le chapitre suivant, surtout l'hypothèse *d'Edinger*). Les mêmes influences nocives ne provoquent pas dans tous les cas des réactions identiques. C'est ce que nous exprimons en disant, que ne sera pas atteint de névrite professionnelle toute personne qui le voudra, qu'il lui faut encore une prédisposition. En d'autres termes, il faut de toute nécessité que les nerfs, et peut-être même les centres nerveux, pour une cause ou une autre, soient devenus moins résistants. C'est alors seulement qu'ils réagiront pathologiquement à des influences ne dépassant pas peut-être la mesure normale.

Ce point bien établi, nous abordons l'étiologie proprement dite.

Nous étudierons successivement l'influence de l'âge, du sexe, de la profession, de l'attitude pendant le travail, de la durée de celui-ci et des actions nocives auxquelles l'ouvrier est soumis. Nous dirons enfin quelques mots sur l'influence du froid.

1° **Age** : Il va sans dire que les névrites professionnelles sont excessivement rares avant l'âge de vingt ans, d'une part, et après 60 ans, d'autre part. L'âge le plus tendre que nous trouvons dans les observations que nous avons compulsées, est celui d'une fillette de 13 ans 1/2 [*Seiffer* (99, obs. IV)]. Viennent ensuite une fillette de 16 ans [*Kron* (62)], des enfants âgés de 14 ans (deux garçonnets) [*Frankenstein* (37, obs. II), *Wiesner* (120, obs. 2)], quatre cas chez des jeunes gens de 18 ans, autant de cas chez des sujets âgés de 19 ans, et enfin deux cas chez des malades âgés de 20 ans.

Quant aux vieillards au-dessus de 60 ans, nous n'en pouvons mentionner que deux cas, dont un concerne un forgeron alcoolique âgé de 68 ans [*E. Remak* (81)] et l'autre un horloger de 80 ans [*L. Ott* (75, obs. III)].

Le plus grand contingent de malades étaient dans la force de l'âge, entre 21 et 45 à 50 ans, et encore dans cette dernière catégorie ce sont les sujets âgés de 21 à 35 ans qui prédominent dans une énorme proportion.

Cette influence de l'âge sur la fréquence plus ou moins

grande des névrites professionnelles n'est pas pour nous étonner. On pourrait même s'y attendre à priori, quand on songe aux conditions dans lesquelles ces névrites se développent. Nous verrons plus loin, en étudiant l'influence des professions, que ce sont surtout celles qui demandent un déploiement de forces considérables ou un travail de précision et partant une attitude spéciale et le surmenage de muscles bien déterminés, qui donnent le plus souvent lieu à ces affections. Quoi d'étonnant alors que la majorité des cas observés se rencontre chez des sujets qui, de par leur âge, sont le plus souvent adonnés à ces sortes de travaux ?

2° **Sexe.** — C'est pour la même raison que, à part quelques professions où les femmes prédominent, ou même s'y trouvent à l'exclusion des hommes (houeuses, couturières, blanchisseuses, cuisinières, femmes de ménage, nourrices et bonnes d'enfants, cigarières, piqueuses, etc.), les hommes sont en majorité écrasante.

Les femmes constituent tout au plus 25 à 30 % de la totalité des cas observés.

3° **Profession.** — Les observations éparses dans la littérature se rapportent à plus d'une centaine de professions.

L'examen de ces professions si variées démontre, à n'en pas douter, que les névrites professionnelles se rencontrent le plus souvent, d'une part, chez les ouvriers adonnés à des travaux de force qui provoquent très rapidement le surmenage des muscles employés (forgerons, charpentiers, menuisiers, laboureurs, facteurs de pianos, portefaix, terrassiers, faucheurs, etc.).

D'autre part, on les voit survenir avec une fréquence presque égale chez les ouvriers qui s'occupent de métiers de précision et qui sont par suite obligés, soit de prendre une attitude spéciale soumettant sans cesse des nerfs et des muscles déterminés à des heurts ou à des compressions répétées et prolongées (tailleurs de diamants, télégraphistes, sténographes, joueurs de cithare, lithographes, dentistes, etc.), soit d'exercer certains muscles à l'exclusion de tous les autres, ce qui met naturellement ceux-là dans un état d'infériorité envers les influences nocives résultant du métier exercé (tambours, bisauteurs de glaces, émailleurs, imprimeurs en indiennes, trayeuses, tourneurs, flûtistes, serruriers, polisseuses en or, garçons de restaurant etc.).

Ces deux dernières variétés de travail sont en réalité assez difficiles à différencier l'une de l'autre, et dans la vie courante il sera le plus souvent impossible de ranger chaque cas donné dans l'un ou l'autre de ces deux groupes. Ceci, du reste, ne présente aucune importance au point de vue pratique; la seule chose à retenir, c'est que, une fois donné un travail de précision, il est assez probable qu'un sujet prédisposé qui ne prendra pas les précautions nécessaires, s'exposera à être atteint, dans un délai plus ou moins bref, d'une névrite professionnelle dont la localisation, comme nous allons le voir, dépend en grande partie de l'attitude que l'ouvrier conservera pendant son travail.

4° **Attitude pendant le travail.** — Les névrites professionnelles sont surtout provoquées par les ébranlements et les compressions que subissent les nerfs pendant le travail, d'une part, par les muscles contractés pour accomplir les mouvements et, d'autre part, par le support sur lequel s'appuient les parties du corps qui prennent une part active dans l'exercice de la profession. Il n'est donc nullement étonnant que l'attitude prise par les ouvriers pendant l'accomplissement du travail, exerce une influence notable, surtout sur la localisation des névrites professionnelles. Les observations démontrent nettement l'efficacité réelle de ce facteur sous ce rapport. Voici quelques exemples pris entre beaucoup d'autres et qui témoignent en faveur de cette opinion.

Dans le cas de *Zencker* (123), de *Roth* (92) concernant des houeuses qui travaillent à genoux, ainsi que dans ceux d'*Hoffmann* (53) se rapportant à des transhumeuses de navets et travaillant dans la même attitude, ce sont surtout les nerfs péroniers directement comprimés qui se prennent.

Autre exemple très frappant de l'influence de l'attitude sur la localisation des névrites professionnelles. Une houeuse et arracheuse d'ivraie dont parle *Frankenstein* (37, obs. I) qui pendant le travail se tenait sur la pointe des pieds, les jambes fortement fléchies sur les cuisses, fut atteinte d'une paralysie bilatérale dans le domaine du nerf tibial.

Rappelons aussi pour mémoire l'observation de *Huet* et *Guillain* (56) dont il a été question plus haut : la névrite cubitale dont fut atteint le boulanger, est sans contestation aucune due à ce que en formant le pain fendu, le bord cubital de la main, de l'avant-bras et parfois aussi du bras, appuyait sur la table.

Rapportons encore un cas très démonstratif relaté par *Harold N. Moyer* (69); il s'agit d'un essayeur de bottines qui pendant l'essayage s'appuyait sur le talon du pied droit. Par suite de la raideur survenue dans celui-ci, il changea de position en s'appuyant surtout sur le pied gauche; celui-ci se prend à son tour, et le malade est obligé de reprendre son attitude initiale. Dans ce cas c'est le jambier antérieur innervé par le tibial, surtout celui du côté droit qui fut le plus compromis (paralysie pardoxale !)

Nous croyons tout à fait superflu d'allonger davantage cette liste d'exemples. Nous attirerons seulement l'attention sur les cas où la position de l'objet comprimant provoque par cela même la localisation d'une névrite professionnelle au point comprimé. Citons comme exemples quelques faits démonstratifs Dans le cas de *Pauly* (77), où il s'agit d'un corroyeur occupé à lisser les peaux et qui tenait le manche de l'instrument de la main droite de la même façon que l'on tient le manche du couteau dans l'opération de Lisfranc, il survint une névrite double du côté droit par compression du cubital et du médian.

Autre exemple que nous trouvons dans la communication de *Leudet* (63, obs. IV). Il s'agit d'un cordonnier chez lequel l'anse du fil appuyait fortement sur le bord cubital de la main gauche. Il survint chez lui une névrite cubitale bien caractérisée (griffe cubitale, flexion très incomplète de trois derniers doigts de la main gauche) et en même temps une induration fusiforme correspondant assez bien à la direction du nerf cubital.

Rappelons encore les observations de *Janzer* (58, obs. V) et de *Menz* (66) dans lesquelles les employés travaillaient le coude appuyé sur le bord du pupitre. Dans ces deux cas on note l'apparition d'une névrite cubitale.

5° **Durée du travail.** Il n'est pas besoin d'insister longtemps sur la nocivité extrême d'un travail longtemps prolongé, surtout continué sans interruption aucune. Ce sont les adolescents et les jeunes gens qui en souffrent surtout. Dans un grand nombre d'observations il est nettement spécifié que le travail était d'une durée très exagérée. Citons comme exemple le cas de *Suckling* (112) où il s'agit d'une cuisinière dans une usine qui restait ordinairement debout depuis 6 heures du matin jusqu'à 9 heures du soir, avec quelques minutes d'intervalle de repos seulement, et qui dans les derniers jours qui précédèrent l'examen, par suite de la maladie de sa maitresse, s'est fatiguée encore davantage. 10 jours de repos suffirent pour qu'elle se rétablit complètement

La durée du travail a une importance d'autant plus grande que l'attitude à prendre est moins naturelle et plus fatigante, surtout s'il s'agit d'une attitude dans laquelle les muscles contractés n'ont pas le temps de se relâcher complètement, étant partant exposés à un surmenage extrême.

C'est le moment, croyons-nous, de dire quelques mots sur le surmenage des muscles dont à plusieurs reprises nous avons déjà fait mention (le surmenage nerveux sera traité avec plus de détails dans le chapitre sur la pathogénie). Sans entrer dans le mécanisme du surmenage qui se rapporte plutôt à la pathogénie, nous indiquerons tout simplement qu'il se manifeste le plus souvent dans les cas où le muscle est soumis à des contractions saccadées très fréquentes et longtemps continuées; dans ces cas les produits de désassimilation n'ayant pas le temps d'être éliminés par l'intermédiaire de l'appareil veineux et lymphatique, encombrent le tissu musculaire et les espaces interfasciculaires, d'où sensation de fatigue extrêmement accusée au moindre mouvement et pouvant s'exacerber jusqu'à devenir douloureuse. Le surmenage est noté dans un grand nombre d'observations, p. ex., dans celles de *Charcot* et *Meige* (18), d'*E. Remak* (81), de *Ferrier* et *Dalton* (34), de *Stephan* (108), de *Suckling* (112), etc., etc.

6° **Actions nocives.** — La définition de la névrite professionnelle que nous donnerons au début du chapitre sur la symptomatologie, exclut complètement du cadre de notre travail les intoxications professionnelles, telles que saturnisme, hydrargyrisme, etc. D'autre part, nous ne connaissons aucun exemple de névrite professionnelle provoquée par inhalation de poussières métalliques ou autres. Restent donc seulement les influences mécaniques sous forme de heurts, de compressions, de tiraillements et, dans certains cas, les influences chimiques dont une partie a été déjà traitée dans notre discussion sur le surmenage et qui, du reste, seront exposées avec plus de détails dans le chapitre suivant.

C'est la compression qui est la cause essentielle des

névrites professionnelles. Son action est surtout très accusée toutes les fois où, par suite de sa forme appropriée, la charge ou l'instrument exerce une compression bien limitée. C'est ainsi, p. ex., que les porteurs de briques, les maçons, les déchargeurs de navires, les porteurs de pianos, etc., chez lesquels la courroie comprime le haut de l'épaule et la région sus-claviculaire, présentent souvent une paralysie du plexus brachial, type Erb-Duchenne [*Osann* (74) ; *Rieder* (90)] etc., etc.

Le nerf est parfois comprimé par le muscle contracté lui-même. Cette éventualité a surtout lieu dans les contractions du triceps brachial, et il n'est pas rare de la voir suivie d'une paralysie radiale brusque [*Gowers* (48), et *Gerulanos* (45)]. Le mécanisme de cette paralysie par compression musculaire sera exposé dans le chapitre suivant.

Quant aux tiraillements des filets nerveux signalés dans quelques observations, leur importance et leur fréquence sont beaucoup moindres. Aussi nous ne nous y arrêterons pas. Disons seulement que, d'après *Duval* et *Guilain* (26, p. 191 et 26 a) les paralysies radiculaires sont plutôt justifiables des tiraillements, de la distension des racines et des lésions histologiques qui en résultent ; quant à la compression sur laquelle insistent *Panas* (76) et *Vinay* [*Lyon médical*, 1886, cité par *Duval* et *Guillain* (26, p. 180 et 191)], elle ne serait applicable qu'aux paralysies tronculaires.

8° **Froid.** — Le froid, surtout le froid humide, était autrefois regardé comme une des causes les plus efficaces d'une foule d'affections et de lésions, entre autres, aussi des névrites en général et, par suite, des névrites professionnelles. C'est *Panas* (76) qui réagit le premier contre cette conception étiologique du froid. Il démontra que, dans un grand nombre de cas, le rôle étiologique assigné au froid ne lui appartient nullement, que c'est la compression qui exerce l'influence la plus prépondérante. Tout au plus le froid joue-t-il un rôle tout à fait secondaire d'adjuvant, en diminuant la résistance du nerf à la compression à laquelle il est soumis. Cette manière de voir ne tarda pas à prévaloir et, à présent, nous ne considérons plus le froid comme un facteur étiologique digne d'être relevé. Ainsi, par exemple, *Vinay* (*l.c.*) et *Raymond* (80 a, I, p. 196) se rallient complètement au point de vue de *Panas*. *Straus* (110), il est vrai, se demande si dans son cas le refroidissement n'a pas provoqué la névrite. Mais il semble lui-même peu convaincu de son efficacité et il finit par exclure complètement le refroidissement.

C'est surtout dans les névrites professionnelles que l'influence du froid est très invraisemblable. Ainsi dans l'observation de *Dufour* [cité par *Rendu*, *Revue de médecine*, 1886, p. 737 (*Duval* et *Guillain*, 26, p. 178)] où il s'agit d'une blanchisseuse qui eut une paralysie radiculaire après avoir porté sur les épaules un paquet de linge mouillé, l'auteur considère comme une paralysie *a frigore*. *Duval* et *Guillain* (26, p. 178 et 179) s'élèvent énergiquement contre cette manière de voir : « Nous nous demandons si l'on ne peut de préférence invoquer l'action traumatique du paquet de linge... On comprend mal comment le froid peut agir sur telle ou telle racine du plexus brachial qui est profondément située. Est-ce que dans beaucoup d'observations on ne peut penser à un traumatisme méconnu dont le sujet peut n'avoir pas le souvenir ? Est-ce qu'on ne peut invoquer dans certains cas un mouvement exagéré du bras oublié par le malade ? Nous croyons peu à l'action du froid, car les observations de telles paralysies *a frigore* sont tout à fait exceptionnelles, comparées au grand nombre de paralysies traumatiques ».

En résumé, les faits connus jusqu'à présent, nous autorisent pleinement à négliger complètement l'influence du froid dans l'étiologie des névrites professionnelles ; les compressions et les tiraillements rendent, d'une façon beaucoup plus satisfaisante, compte de la production de ces névrites.

Pathogénie.

Quelques recherches entreprises dans ces derniers temps nous permettent d'approfondir le sujet des névrites professionnelles et d'entrevoir le mécanisme de leur production. Nous avons vu dans le chapitre précédent que les actions nocives, causes des névrites professionnelles, peuvent, en dernière analyse, être réduites à trois, à savoir : fatigue (surmenage), compression et tiraillement. C'est le mécanisme de ces trois causes morbigènes que nous allons exposer, en nous basant sur les recherches expérimentales de quelques auteurs. A ce propos nous nous occuperons aussi en quelques mots de l'anatomie pathologique de la névrite par compression qui est assez peu connue, excepté la névrite par compression par un cal osseux qui, à proprement parler, ne rentre pas dans le cadre de notre travail. L'ignorance dans laquelle nous nous trouvons pour tout ce qui concerne l'anatomie pathologique de la névrite professionnelle, provient de ce que les malades guérissant ou cessant de suivre le traitement après un temps plus ou moins prolongé, l'autopsie de ces sujets n'a probablement jamais été faite, du moins nous n'en avons trouvé aucune relatée dans les observations que nous avons compulsées. Aussi sommes-nous obligée de nous référer aux recherches expérimentales rapportées dans la note préliminaire de *Sadovsky* (94) qui se rapproche, par certains points, des névrites professionnelles. Les névrites par compression causées par un cal exubérant, ne sont pas comparables aux névrites professionnelles, parce que la cause de la compression constante et sans relâche irritant le nerf, est par trop différente de celle à laquelle nous avons affaire en cas de névrite professionnelle où la compression n'est que temporaire, souvent répétée, mais interrompue par des intervalles plus ou moins prolongés.

Les lésions décrites par *Sadovsky* ont été observées chez des lapins sacrifiés par piqûre du bulbe, 45 jours après l'application de cylindres en bois comprimant le nerf sciatique. Les nerfs comprimés diminuent de volume au niveau de la compression, ils sont gonflés au-dessus et au-dessous sur une étendue de un centimètre.

Quelques fibres de ces nerfs sont atteintes de névrite

parenchymateuse (gonflement et fragmentation de la gaine de myéline, disparition du cylindre-axe, prolifération des noyaux de la gaine de Schwann). A côté des fibres gonflées, il en existe de très minces, plus nombreuses dans la partie comprimée du nerf. Dans le bout périphérique cet état dégénératif se poursuit jusqu'à l'extrémité. Dans le bout central il ne remonte que dans une étendue de un centimètre sur le reste du trajet des nerfs ; on remarque quelques grains colorés en noir par la méthode de Marchi.

On sait que, d'après *Babinski* (2) et un grand nombre d'autres auteurs, il n'existe jamais de névrite périphérique idiopathique, indépendante de toute lésion méningée ou médullaire.

Des recherches de *Raymond* (80) et d'*Arthaud* (1) il semble résulter que les « névrites périphériques spontanées sont à peu près toujours le résultat d'une lésion constante de méningite radiculaire postérieure et antérieure ». « La méningite médullaire est le facteur le plus fréquent des névrites périphériques. » (*Raymond*, p. 18 et 19.) *Arthaud* insiste aussi sur ce fait que « les névrites périphériques indépendantes de toute lésion de l'axe gris médullaire, sont des phénomènes secondaires à la méningite spinale plus ou moins intense ou à la névrite radiculaire postérieure (plus précoce, plus intense et plus fréquente) ou antérieure qui accompagne fatalement toute inflammation des méninges » (p. 210).

Les recherches expérimentales de *Sadovsky* (94) semblent démontrer l'exactitude de ces faits. En effet, il a constaté des lésions des cornes antérieures, du côté opposé au nerf comprimé; les cellules sont très nettement gonflées et le prolongement cylindro-axile qui en part présente un état onduleux. Cet état peut être suivi depuis les grandes cellules du groupe postéro-latéral jusqu'à la périphérie de la moelle. Elle ne s'étend pas à la partie extra-médullaire des racines. Les cellules des ganglions spinaux sont aussi lésées, on y constate la présence de boules noires. Ces lésions sont, d'après l'auteur, le résultat d'une action purement dynamique. Il est à remarquer que des ligatures légères pratiquées par *Sadovsky* en 1889 sur des chats et des chiens, ont provoqué la vacualisation des cellules nerveuses centrales et périphériques, la nécrose de coagulation de ces cellules et la dégénérescence hyaline de leur partie périphérique.

Les recherches de ces dernières années projettent une certaine lumière sur le mode d'action de la fatigue. Jusqu'à il n'y a pas longtemps on croyait pouvoir attribuer tous les phénomènes de la fatigue ou du surmenage à des déviations dans l'assimilation et la désassimilation des matières nutritives et à l'intoxication des nerfs et des muscles par les déchets organiques non éliminés. Cette théorie qu'on a essayé à plusieurs reprises à étayer sur des bases expérimentales, n'est pas complète: outre l'action indéniable de ces produits de désassimilation non éliminés qui entravent à un degré plus ou moins prononcé l'action des muscles et des nerfs, les troubles provoqués par la fatigue sont, jusqu'à un certain point, attribuables aussi à des lésions, anatomiques des cellules nerveuses cérébrales. C'est ce qui résulte du moins des recherches de *Guerrini* (50 a). Voici les lésions trouvées par cet auteur et surtout accusées dans la zone motrice de l'écorce cérébrale : 1° Dilatation des espaces lymphatiques péricellulaires ; 2° accumulation de leucocytes dans ces espaces ; 3° altération du réseau achromatique ; 4° désagrégation des globes de chromatine ; 5° vacualisation du protoplasma ; et 6° vacualisation du noyau dont les contours deviennent irréguliers. Il est à remarquer que ces lésions sont proportionnées au degré de la fatigue.

Attirons l'attention sur les recherches ingénieuses de *Joteyko* (58 a), qui semblent élucider d'une manière concluante un point discuté. Depuis *Waller*, on croyait que les nerfs ne se fatiguent presque jamais, que c'est dans les centres que les phénomènes de fatigue se déclarent. Or, les expériences de *Joteyko* vont à l'encontre de cette assertion. Voici comment elle opère : ayant mis à nu les deux sciatiques d'une grenouille, elle met en anélectrotonus l'un d'eux, tandis que l'autre est soumis à des décharges électriques intenses. Au début, les contractions ont lieu non seulement dans les muscles du sciatique excité, mais aussi dans ceux du sciatique anélectrotonisé. Petit à petit ces dernières cessent et enfin disparaissent même celles des muscles innervés par le sciatique directement irrité : les muscles fatigués sont devenus inaptes à se contracter. Otons en ce moment l'anélectrotonus du sciatique du côté opposé, et les muscles desservis par ce nerf vont se contracter énergiquement, tandis que les muscles dépendant du nerf excité restent et demeurent inertes. On voit donc que la moelle n'a pas cessé un moment de transmettre l'excitation au nerf du côté opposé ; l'absence de toute contraction réflexe des muscles du mollet du côté opposé était due à l'hypoexcitabilité de ce nerf provoquée par l'anélectrotonus. La fatigue survient donc dans le nerf périphérique et non dans la moelle épinière.

C'est ici la place de rappeler en quelques mots l'hypothèse d'*Edinger* [*Volkmann's Vartraege*, Neue Folge, n° 106 ; cité par *Muthmann* (70, p. 14 et 15)]. S'appropriant la théorie de *Roux* et de *Weigert* sur la lutte intra et intercellulaire pour la vie, *Edinger* explique l'état normal du système nerveux par un équilibre relatif instable entre les différentes cellules des tissus. Dès qu'une partie des cellules est affaiblie pour une cause ou pour une autre (fatigue extrême, p. ex.), les autres cellules prolifèrent et étouffent les tissus moins résistants. Or, le surmenage provoque la destruction des cellules des nerfs moteurs périphériques, d'où atrophie des muscles correspondants. Le tissu inflammatoire qui remplace la myéline détruite des nerfs mixtes, agit d'une façon nocive sur les nerfs sensitifs, d'où troubles sensitifs.

Cette manière de voir est confirmée par les observation de *Moëli* [*Neurologisches Centralblatt*, 1895, n° 3 ; cité par *Muthmann* (70, p. 16 et 17)] qui a observé chez cinq tabétiques la paralysie des péroniers par suite du surmenage pendant la marche ; en effet, les lésions des cordons postérieurs provoquant l'incoordination, les muscles péroniers qui fixent l'articulation du cou-de-pied, sont par cela même soumis à un surmenage excessif pour parer, dans la mesure du possible, aux troubles de coordination.

Il existe aussi 4 cas analogues de *E. Remak* (81), trois de *Bernhardt* et un de *Stintzing* [cités par *Muthmann* (70, p. 17)]. *Raymond* (80) insiste de son côté sur l'influence exercée par les lésions méningitiques, dont le maximum siège à la région postérieure de la moelle, sur la marche clinique des névrites périphériques.

C'est grâce à ces lésions qu'on peut « décrire aux névrites périphériques trois stades cliniques : dans la *première phase* les symptômes sensitifs, anesthésie, hyperesthésie, ouvrent la scène ; puis les phénomènes d'incoordination surviennent et caractérisent la *période d'état* ; enfin se produit le *stade d'atrophie* pendant lequel l'innervation est complètement compromise ».

Toutes ces recherches que nous venons d'esquisser en grandes lignes expliquent jusqu'à un certain point le mécanisme des troubles survenant à la suite du surmenage, ainsi que la marche clinique des névrites périphériques. Mais il reste encore à interpréter certaines localisations des névrites professionnelles. On sait depuis longtemps que ces dernières sont beaucoup plus fréquentes aux membres supérieurs qu'aux inférieurs.

Ainsi *E. Remak* (82) a constaté seulement 20 cas de paralysie du péronier (dont 9 traumatiques : compressions ou tiraillements) contre 105 cas de paralysie radiale. Or, parmi les névrites des membres inférieurs, de beaucoup la plus fréquente est celle du sciatique poplité externe [*Seiffer* (99)]. A quoi attribuer cette prédominance ?

Les recherches expérimentales de *Gerhardt* (43), faites sur le cadavre des animaux sacrifiés, démontrent que les muscles du côté de l'extension perdent plus facilement leur excitabilité que les fléchisseurs (faits confirmant les résultats obtenus jadis par (*Onimus* et *E. Fischer*). L'excitabilité se perd tout d'abord dans le long péronier latéral, puis dans le jambier antérieur et l'extenseur commun des orteils, plus tard dans les gastrocnémiens et enfin dans les fléchisseurs superficiel et profond. Après la section des nerfs, cette prédilection tout en restant notable, est toutefois moins accusée. En cas de lésion chronique, la RD. survient exclusivement ou du moins d'une manière plus précoce dans la région péronière, et c'est dans les péroniers qu'elle est le plus accusée. La compression de l'aorte abdominale provoque dans beaucoup de cas des paralysies dans le domaine du péronier seulement. En résumé, le nerf péronier est le plus vulnérable. Comme analogue à ce phénomène on peut citer la vulnérabilité plus grande des branches du nerf laryngé inférieur qui innervent le muscle crico-aryténoïdien postérieur. Outre la vulnérabilité plus grande du péronier, on peut encore arguer pour l'explication des lésions plus fréquentes y observées sa position superficielle qui l'expose dans une grande mesure aux traumatismes insignifiants mais répétés, cause si fréquente des névrites professionnelles.

Les recherches cadavériques, faites par *F. Faure* et *A. Julien*, sur le conseil de *Raymond* (80 a, I, p. 196 et 197 et II, p. 403), quant au trajet du circonflexe peuvent, par analogie, servir à expliquer la fréquence des paralysies du n. sciatique poplité externe. On sait que déjà d'après *Cruveilhier* (Traité d'anatomie descriptive, 4e édit., t. III, p. 485; cité par *Raymond*, I, p. 197 note et II, p. 403) ce n'est que rarement que les nerfs décrivent des sinuosités comme les artères; dans la majorité des cas ils vont en ligne droite du point de sortie jusqu'à la terminaison. On comprend donc que « si les mouvements dépassent leurs limites accoutumées, les nerfs peuvent être le siège de tiraillements funestes » (*Cruveilhier*). Or, sur cinq cadavres examinés par *Faure* et *Julien*, une fois le circonflexe était rectiligne. Ce trajet rectiligne du circonflexe explique les deux cas de paralysie du deltoïde observés par *Raymond* (I, p. 188-200 et II, p. 379-407) chez deux hommes qui s'étaient endormis les mains jointes derrière la nuque. En effet, dans cette position, la tête humérale proémine dans l'aisselle où elle fait une saillie assez forte sur le muscle sous-scapulaire : le n. circonflexe distendu est comprimé sur la face antérieure et le bord inférieur de ce muscle. Si le nerf sciatique poplité externe est aussi rectiligne, on comprendra aisément que cette direction rectiligne et non sinueuse du nerf ne lui permet pas de s'adapter au membre pendant les mouvements les plus forcés, d'où tiraillement du nerf dans le creux du jarret. De plus, pendant la contraction du biceps fémoral et la jambe étant fléchie énergiquement sur la cuisse, le péronier est comprimé par le biceps contre la tête du péroné [*Oppenheim* (73, p. 337)]. Ce dernier fait résulte nettement de l'expérience de *L. Ott* (75) : après avoir introduit dans le creux du jarret deux doigts, un du côté externe et l'autre du côté interne, faites fléchir énergiquement la jambe sur la cuisse ; de ces deux doigts, c'est le premier qui est le plus fortement comprimé.

Pour ne pas scinder les questions que soulève la pathogénie des névrites professionnelles, nous allons examiner ici même quelques autres problèmes particuliers dont l'explication est fournie par des recherches toutes récentes. Nous avons déjà parlé dans le chapitre précédent de la paralysie radiale provoquée par la contraction exagérée du triceps brachial. Le mécanisme de cette paralysie vient d'être élucidé par *Gerulanos* (45). Les recherches cadavériques entreprises par lui ont démontré que, pendant la contraction du chef externe du triceps, le nerf radial est comprimé, surtout parce que celui-là ne s'éloigne pas de l'os, comme le fait le biceps brachial ou le fléchisseur de la jambe (p. 4 et 5). Pendant la contraction du triceps le nerf radial se déplace en dehors de 3 à 4 millimètres (p. 8), et le muscle se met en contact avec le point de l'os occupé habituellement par le nerf radial [p. 7 ; v. à la p. 6 les fig. 1 (muscle relâché) et 2 (muscle contracté)]. L'expérience suivante faite par l'auteur, confirme la réalité de la compression subie par le nerf radial pendant la contraction du triceps. En plaçant une baguette de cire aux lieu et place du nerf radial et en faisant contracter ce muscle, on voit la baguette aplatie sur une étendue de 1 à 2 centimètres (p. 9 et 10). Qu'une contraction brusque du triceps survienne pendant que le nerf radial, fixé préalablement par les muscles de l'avant-bras, ne peut plus se déplacer, il sera alors sans faute comprimé entre le triceps et l'os (p. 15).

Restent encore deux questions très controversées à étudier. On sait que les paralysies du plexus brachial surviennent souvent en cas de mouvements forcés des bras. Deux opinions sont émises sur le mécanisme de ces paralysies. D'après *Grenet* et *Piquand* (50), la rupture des filets du plexus brachial peut avoir lieu sur le cadavre toutes les fois que le bras est amené en adduction forcée sans abaissement ni élévation de l'épaule. Or, les expériences de *Duval* et *Guillain* (26 et 26 a), ainsi que celles de *Huet*, *Duval* et *Guillain* (57) tendent à démontrer que l'adduction à elle seule est absolument inapte à produire la paralysie du plexus brachial. Pour que les filets radiculaires de ce plexus soient tiraillés, distendus, il est de toute nécessité que l'épaule soit abaissée ou élevée. « Impossible de comprimer les racines du plexus brachial entre la clavicule et la première côte (1). La compression de ces racines au point d'Erb ne peut amener la paralysie, puisque le plexus repose en cet endroit sur le plan mou des scalènes qui se laissent déprimer très facilement. Dans tous les cas... il y a soit abaissement de l'épaule, soit hyperélévation du bras, et nos expériences nous ont prouvé que les

(1) Cette opinion est en contradiction complète avec le résultat des expériences cadavériques entreprises par *Osann* (71). D'après lui, en cas de compression exercée sur la fosse sus-claviculaire, le plexus brachial, surtout ses racines supérieures, sont comprimées entre la clavicule et la première côte. Quant aux racines inférieures, elles ne sont atteintes qu'en cas de compression très intense. Le mécanisme de ces paralysies du plexus brachial serait indentique à celui des paralysies survenant dans la narcose, quand les membres supérieurs sont attirés aussi énergiquement que possible vers le haut et en arrière.

racines sont distendues, tiraillées. Les racines supérieures viennent se presser, s'écraser sur les gouttières transversaires... Dans tous les traumatismes de l'épaule, la cinquième et sixième racines cervicales pressent sur les tubérosités osseuses lesquelles leur servent de poulies de réflexion pour amener la traction secondaire de la moelle. C'est cette distention radiculo-médullaire qui amène le complexus symptomatique constaté. » [*Duval* et *Guillain* (26, p. 182)].

« On pourra dire que le traumatisme crée les lésions du neurone moteur périphérique, de même que les intoxications, comme le saturnisme, créent les lésions du neurone moteur » (id., p. 188.) Nous avons tenu tout simplement à exposer les points litigieux de la question, sans oser nous prononcer pour l'une ou pour l'autre de ces opinions.

Un mot sur une question plus débattue encore et sur laquelle les documents abondent, sans toutefois pouvoir entraîner la conviction. Nous voulons parler de la position de l'omoplate au repos en cas de paralysie isolée du grand dentelé.

Déjà *Duchenne* (23 p. 912), croyait que la paralysie isolée du grand dentelé ne provoque aucune différence appréciable dans l'attitude de l'épaule pendant le repos, à moins que les deux tiers inférieurs du trapèze ne soient en même temps atrophiés. Mais il faut ajouter que dans un autre ouvrage (22, p. 40) il avoue n'avoir jamais observé de paralysie isolée du grand dentelé, « ce qui prouve que cette localisation doit être rare, puisque, sur une vingtaine de cas au moins d'atrophie ou de paralysie du grand dentelé que j'ai explorés, je ne l'ai pas rencontrée une seule fois ». *Favier* (31) se rallie complètement à cette opinion de *Duchenne* sur l'absence, au repos, de tout déplacement de l'omoplate. D'un autre côté *Berger* [Die Læhmung des N. thoracicus longus. Læhmung des M. serratus anticus major. Breslau 1873, p. 42 et 43 ; cité par *Bernhardt* (6 p. 381)] est d'avis que la paralysie isolée du grand dentelé provoque la position anormale de l'omoplate même au repos.

Un grand nombre d'auteurs se sont occupés de cette question qui est loin d'être encore résolue à l'heure actuelle. *Lewinsky* (64 et 65), il est vrai, se rallie dans son premier mémoire à l'opinion de *Duchenne*. D'après lui aussi, en cas d'intégrité complète du trapèze, la position de l'omoplate reste normale (p. 482).

Soumettant à une critique serrée la littérature sur la soi-disant paralysie isolée du grand dentelé, il arrive à la conclusion que jusqu'en 1878 (date de l'apparition du premier mémoire de *Lewinsky*) il n'existe qu'un seul cas de paralysie pure et isolée du grand dentelé, à savoir l'observation de *Busch* (*Archiv für klinische Chirurgie*, Bd. IV, p. 39). Or, dans ce cas l'omoplate occupait pendant le repos sa position normale. Dans son second mémoire (65), *Lewinsky* atténue un peu son opinion négative d'autrefois et admet une certaine déviation de l'omoplate, même au repos. Voici comment il résume sa conclusion (p. 79) : « En cas de paralysie isolée du grand dentelé, le malade est-il debout et le bras pend-il le long du corps, on n'observe rien d'anormal à la partie postérieure du thorax, à part un léger écartement du bord spinal de l'omoplate que l'on rencontre aussi chez des sujets bien portants. Aussi la paralysie du grand dentelé ne se diagnostique-t-elle d'une manière sûre et certaine que grâce à la déformation de l'omoplate, quand le bras est élevé latéralement et spécialement en avant ». *Bernhardt* (6 obs. III), au contraire, rapporte un cas où la déviation de l'omoplate était appréciable même au repos. Toutefois il faut observer que la plupart des auteurs se prononcent plutôt en faveur de l'opinion de *Duchenne*. *Souques* (103) se rallie à la manière de voir exprimée dans le second mémoire de *Lewinsky* : « Il y a, somme toute, déplacement de l'omoplate, mais déplacement modéré, pouvant passer inaperçu à un examen superficiel » (p. 314).

Autre question soulevée par cette paralysie isolée du grand dentelé : le bras peut-il être élevé au-dessus de l'horizontale ? *Brodmann* (13), *Morstadt* (68 obs. IV), *Bruns* (15) et *Steinhausen* (106), se prononcent pour l'affirmative, mais la majorité des auteurs [*Bernhardt* (6), *Vigouroux* (115, obs. I) *Ferrier* et *Dalton* (34), *Wiesner* (120, obs. I), *Souques* et *Duval* (104), *Barreïro* (5, obs. I) et *Muthmann* (70)] opinent pour la négative. Il est à remarquer que *Morstadt* (68), outre l'observation IV sus-mentionnée, où le bras pouvait être élevé presque jusqu'à la verticale quoique difficilement, en rapporte deux autres (obs. I et II) où le malade était dans l'impossibilité absolue d'élever le bras au-dessus de l'horizontale (1).

Souques (103, p. 315 et 316), est d'avis que, en cas

(1) D'après *Steinhausen* (106), sur 42 cas de paralysie isolée du grand dentelé relatés dans la littérature (depuis *Berger* et *Lewinsky*), dans 18 cas le bras pouvait être élevé jusqu'à la verticale. Sur 95 cas recueillis dans les corps de l'armée allemande, 60 cas (63 %) concernaient des paralysies isolées du grand dentelé : or, dans 57 (95 %) de ces cas, l'élévation jusqu'à la verticale était possible. L'élévation jusqu'à 180° est deux fois plus fréquente que celle jusqu'à 120 – 150°. (Conclusion II, p. 215).

de paralysie isolée du grand dentelé, « l'élévation du bras s'arrête à la ligne horizontale. C'est, du reste, ce qui se voit dans la majorité des observations. Cette paralysie supprime, en effet, le mouvement de rotation nécessaire à l'élévation verticale. » Dans les cas où l'élévation du bras jusqu'à la verticale était possible, il s'agirait, soit de « simple *parésie*, autrement dit de paralysie incomplète » du grand dentelé (1), soit « de l'action combinée du deltoïde et de la portion moyenne du trapèze, si toutefois cette portion moyenne est très développée et jouit d'une grande force. Si, au contraire, cette portion moyenne est peu développée et jouit de peu de force, l'élévation du bras jusqu'à la verticale restera impossible. Comme corollaire, on peut dire que la facilité et la vigueur avec laquelle se fait l'élévation verticale du membre supérieur est proportionnelle à la force du tiers moyen du trapèze ».

On voit donc que cette question aussi demande, pour être élucidée, des observations et des recherches nouvelles.

Symptomatologie

Définition. — Une névrite ne peut être considérée comme professionnelle qu'autant qu'elle est provoquée par le travail professionnel lui-même [*Remak* et *Flatau* (87)]. Ce sont seulement les troubles et les lésions provoqués par les manipulations professionnelles qui rentrent dans le cadre des névrites professionnelles. Ces troubles et lésions nerveux sont provoqués dans la plu-

(1) *Steinhausen* (106, p. 125, conclusion III) pense que la possibilité d'élever le bras jusqu'à la verticale serait due à la paralysie partielle du grand dentelé, les digitations supérieures étant restées intactes.

part des cas par le choc, la compression et le surmenage. Quant aux intoxications professionnelles, elles n'ont rien à faire avec les névrites professionnelles. Ainsi, par exemple, la paralysie radiale saturnine doit être séparée nettement de la paralysie radiale observée par *Bachon* [Mém. de méd. milit., 1864 ; cité par *Grasset* et *Rauzier* (49)], chez les porteurs d'eau à Rennes. Aussi dans le cours de tout ce travail nous n'aurons en vue que les névrites dont la genèse est due aux influences nocives exercées par le travail professionnel lui-même.

Classification. — Les névrites professionnelles peuvent être divisées en trois groupes :

I. *Névralgies professionnelles.*
II. *Paralysies professionnelles.*
III. *Spasmes professionnels.*

Etudions brièvement ces trois groupes, quitte à y revenir plus amplement pour développer certains points importants. Dans l'exposé général des névrites professionnelles que nous allons faire, nous mettrons largement à contribution les chapitre sur les névrites professionnelles et la monographie sur les névrites périphériques que *Remak* et *Flatau* (87) et *Bernhardt* (9) ont consacrés à ce sujet dans le traité de médecine de *Nothnagel*.

I. Névralgies professionnelles. — Pour pouvoir être rangées parmi les névrites professionnelles, les névralgies professionnelles doivent présenter quelques caractères qui permettent de les séparer d'une manière tranchée des névralgies simples. Les douleurs doivent être opiniâtres, prolongées, et si le malade continue à travailler malgré les douleurs et la paresthésie, on verra survenir des symptômes de névrite incontestables. Parmi ces symptômes, le plus caractéristique, c'est la réaction de dégénérescence (RD.). En cas d'absence de RD., il faut prendre en considération les autres symptômes concomitants de névrites (douleurs à la pression, tuméfaction sur le trajet du nerf, etc.), mais c'est surtout sur le caractère d'opiniâtreté des douleurs qu'il faut insister : c'est elle qui permet de différencier assez bien les névralgies-névrites professionnelles des névralgies professionnelles simples dues à l'hyperexcitabilité professionnelle, telle, par exemple, qu'on la voit dans les névralgies brachiales des professeurs de piano.

II. Paralysies professionnelles. — Dans ce groupe rentrent la plupart des cas que nous aurons à traiter dans ce travail. Nous n'y insisterons donc pas pour le moment, et cela d'autant plus que nous aurons bientôt à y revenir en détail en étudiant les diverses localisations des troubles de la motilité. Rappelons seulement que c'est surtout dans ces cas qu'on trouve au complet tous les symptômes morbides habituels des névrites en général. Outre la sensibilité à la pression, la tuméfaction sur le trajet du nerf, on aperçoit des troubles moteurs allant d'une faiblesse à peine perceptible jusqu'à la paralysie complète. C'est aussi dans ces cas qu'on observe ordinairement l'hyper ou l'hypo-excitabilité électrique, ou bien des changements qualitatifs de la réaction électrique plus ou moins prononcés, pouvant aller jusqu'à la RD. partielle ou complète. Outre les troubles moteurs on voit aussi très souvent survenir des troubles sensitifs variés, tels qu'hypoesthésie, anesthésie, hyperesthésie ou paresthésie. Ces derniers troubles peuvent à leur tour varier à l'infini. C'est ainsi que, dans un grand nombre d'observations, on trouve signalés des fourmillements, de l'engourdissement, de la lourdeur, de la cryesthésie, etc., etc. Enfin, il n'est pas rare de rencontrer aussi des troubles trophiques de diverse nature, tels que cyanose, oedème, troubles sécrétoires (anidrose ou hyperidrose), etc. Parmi ces troubles trophiques, les plus importants sont ceux qui se rapportent aux muscles. L'atrophie plus ou moins accusée des muscles innervés par les nerfs atteints, n'est pas seulement une atrophie simple par inactivité. En effet, il n'est pas rare de la voir précéder la paralysie et même la parésie. Ce qui démontre encore davantage la spécificité de cette atrophie, c'est la réaction de dégénérescence souvent constatée dans les muscles atrophiés. Cette atrophie est, dans la majorité des cas du moins, causée par les troubles de nutrition résultant de l'innervation défectueuse. Quelle que soit l'opinion que nous professions sur l'existence des nerfs trophiques spéciaux, il est en tout cas incontestable que la nutrition normale des muscles ne peut s'effectuer qu'autant qu'ils reçoivent des nerfs des excitations d'une force suffisante. Toutes les fois que ces dernières leur arrivent tant soit peu anormales, les muscles répondent immédiatement à cet état d'infériorité nerveuse par l'atrophie. Tout de même il ne faut pas perdre de vue que l'atrophie peut manquer même en cas de névrite professionnelle très accusés. Quoi qu'il en soit, ce sont, nous le répétons, les paralysies professionnelles qui constituent la majorité des névrites professionnelles. Ce sont elles qu'il faut toujours avoir en vue quand on parle de névrites professionnelles. Ce sont enfin elles dont le diagnostic présente le moins de difficultés et peut être posé avec e maximum de précision.

III. **Spasmes professionnels.** — La névrite professionnelle ne se manifeste que très rarement sous forme de spasmes. Ces spasmes ou crampes se rencontrent surtout dans les névroses professionnelles qui sortent du cadre de notre étude. Nous aurons à parler seulement de quelques soi-disant crampes professionnelles, telles que la crampe des trayeuses (Melkerkrampf) par exemple. Ces crampes se réduisent en dernière analyse à des paralysies plus ou moins limitées à des groupes musculaire qui entrent en contractions plus ou moins synergiques, d'où prédominence des antagonistes intacts, ce qui peut simuler d'une manière plus ou moins parfaite les crampes véritables.

Ayant ainsi délimité notre sujet, nous allons aborder la description de la marche clinique des névrites professionnelles en général. Cette étude purement synthétique basée sur les caractères communs à tous les cas, ou s'y rencontrant du moins en majeure partie, nous permettra d'étudier dans son ensemble le tableau clinique des névrites professionnelles si variées et si dissemblables au premier aspect. Nous développerons ensuite les points principaux ressortant du tableau clinique, pour les préciser et pour montrer leur fréquence relative dans les différentes formes de névrites professionnelles. Nous insisterons surtout sur la localisation des différentes névrites suivant les professions et l'attitude conservée par le malade pendant l'exécution du travail.

Le *début* de l'affection peut être brusque ou graduel. Dans le premier cas le malade, après un effort plus ou moins considérable, ressent tout à coup des douleurs d'une intensité variable dans les muscles soumis au surmenage. Une paralysie plus ou moins accusée, ne tarde pas à se déclarer. Dans le second cas, qui est le plus fréquent, les troubles débutent par des paresthésies.

Le malade sent son membre lourd, pesant, il éprouve des engourdissements, des fourmillements dans diverses régions musculaires, et les mouvements accoutumés s'accomplissent avec difficulté. Au début, l'interruption, pour un temps assez court, du travail suffit pour faire disparaître ces malaises qui ne se montrent qu'après un travail assez prolongé. Mais les intervalles dans lesquels il se sent tout à fait bien ne tardent pas à diminuer, et bientôt les troubles deviennent permanents. La faiblesse s'accuse de plus en plus; la force musculaire diminue considérablement, et finalement le membre atteint devient parésié ou même paralysé. Dans un nombre assez considérable de cas les muscles paralysés ne tardent pas à s'atrophier. Dans la majorité des cas, les douleurs du début disparaissent ou s'atténuent considérablement. Si le malade, au commencement, s'obstine à poursuivre le travail, les symptômes deviennent bientôt si alarmants qu'il est obligé d'interrompre son métier pour un temps plus ou moins long. Les troubles trophiques qui s'observent dans des cas grave, peuvent ne pas être limités aux muscles seuls. La peau, surtout celle des mains, est souvent cyanosée, les troubles vasomoteurs et circulatoires ne sont pas rares non plus.

Si le malade se repose pendant un temps suffisant, les troubles sensitifs ne tardent pas à disparaître. Il n'en est pas toujours de même des troubles moteurs. Les muscles paralysés et surtout les muscles atrophiés ne reviennent que difficilement et lentement à l'état normal. Même un traitement bien approprié et bien appliqué ne réussit pas toujours.

Le pronostic des névrites professionnelles est, en effet, loin d'être bénin, malgré le peu de gravité apparente des phénomènes morbides. La guérison, si elle survient, est ou bien incomplète ou demande un temps considérable. Il arrive même que les malades sont obligés de changer de profession, par suite de leur inaptitude à continuer leur métier antérieur.

Ce tableau clinique esquissé à grands traits, présente dans les cas individuels des variétés assez notables, suivant la gravité de l'atteinte dans chaque cas donné et aussi en partie en rapport avec le passé pathologique, personnel aussi bien qu'héréditaire du malade. Sans nous appesantir outre mesure sur ces différences plus ou moins considérables qui ressortiront pleinement de la description beaucoup plus détaillée des névrites professionnelles en particulier dont il sera question dans la deuxième partie de ce travail, nous tenons à élucider dès à présent plusieurs points d'importance capitale quant à la marche clinique générale des névrites professionnelles et surtout aux diverses localisations suivant les professions.

I. **Début.** — Le début brusque est assez fréquent ; nous l'avons trouvé signalé une quinzaine de fois dans les observations compulsées par nous, par ex., dans celles de *A. Hoffmann* (54), de *Vigouroux* (115, obs. I), de *Huet, Duval et Guillain* (57, obs. I), de *Wertheim-Salomonson* (119, obs. II), de *Bernhardt* (8), de *Gerulanos* (45), etc.

Au contraire, le début graduel semble être assez rare ; à notre connaissance il n'est spécifié que dans deux ou trois cas, p. ex. dans l'observation de *Bernhardt* (6).

Nous ne prétendons nullement que cette fréquence apparente du début brusque et la rareté relative du début graduel correspondent à la réalité des faits. Loin de là, nous sommes même convaincue du contraire. La lecture attentive des observations démontre péremptoirement que, dans la très grande majorité de cas, les phénomènes morbides débutent graduellement, que leur marche envahissante est ordinairement lente, progressive, que le début brusque est exceptionnel et ne s'observe que dans 10 à 15 %. Il est assez aisé d'expliquer cette contradiction apparente. Le début brusque survenant ordinairement après un effort, à la suite d'un déploiement de forces, grâce à son aspect dramatique, se grave fortement dans la mémoire des malades. Ceux-ci ont ordinairement la tendance d'abuser de l'adage : *post hoc, ergo propter hoc.* Quoi d'étonnant alors que se rappetant le grand effort accompli par lui et les phénomènes morbides éclatés immédiatement ou peu après d'une manière brusque, le malade rattache l'un aux autres comme cause à effets ? Il ne manquera donc pas d'attirer l'attention du médecin sur le début brusque de l'affection, et celui-ci, de son côté, le consignera dans l'observation. Aussi pouvons-nous être sûre que la proportion des débuts brusques est à peine supérieure dans la réalité à celle qui découle des observations.

Il en est tout autrement pour les cas à début graduel. Le malade en racontant au médecin la marche progressive de l'affection, passe complètement sous silence ce mode de début, puisqu'il ne se rattache à aucun fait hors ligne et qu'il résulte tout simplement des manipulations ordinaires de la profession devenues tout à fait habituelles pour le malade. Le médecin non plus ne juge nécessaire de souligner le début lent et la marche graduellement progressive de l'affection. Aussi ce début est-il, dans la majorité des observations, sous-entendu, considéré comme évident, ne nécessitant aucune mention particulière. C'est ce qui explique la rareté relative apparente du début graduel.

De tout ce que nous venons de dire sur les deux modes de début, on peut déjà à priori s'attendre à ce que, dans les cas à début brusque, on observe beaucoup plus souvent des douleurs et des paralysies dès le début de la maladie. En effet, les cas à début brusque sont, pour ainsi dire, à cheval entre les névrites traumatiques et les névrites professionnelles. Supposons l'effort dépassant encore davantage la mesure normale, et, à la place d'une névrite professionnelle, il s'agira de lésions traumatiques pouvant aller jusqu'à la rupture du nerf. Les observations confirment pleinement cette supposition. Ainsi, p. ex., toutes les observations ayant débuté par paralysie [celles de *Bernhardt* (8), de *Bruns* (14), de *Ferrier* et *Dalton* (34), de *Gerulanos* (45) et de *Runge* (93)], à une exception près [celle de *Bernhardt* (6)], se trouvent parmi les cas à début brusque. Parmi les observations ayant débuté par des douleurs, nous en trouvons une [celle d'*A. Hoffmann* (54)] dans laquelle le début brusque est spécifié. Cette coïncidence n'est pas, d'après nous, fortuite. Elle est le résultat des lésions plus étendues qui provoquant le début brusque, donnent en même temps lieu à des douleurs ou à des paralysies survenant dès le début de l'affection.

II. **Douleurs.** — L'*intensité* et la *nature* des douleurs varient énormément d'un cas à l'autre et même dans le cours d'un même cas. Nous trouvons consignées des douleurs intenses [par exemple dans les observations de *Poore* (78), de *Leudet* (63, obs. IV), etc.] et, d'autre part, des douleurs peu vives non constantes chez *Ballet* (3) ou à peine perceptibles [*Bruns* (14)]. Les douleurs peuvent être sourdes [*Schaefer* (95, obs. I)], fulgurantes [*Hoffmann* (53, obs. II)], térébrantes [*Frankenstein* (37, obs. I)], lancinantes [*Remak* (86), *Secrétan* (97, obs. XX)], en ceinture [*Suckling* (112)] etc., etc. Dans quelques cas on certifie même l'absence totale de douleurs, par exemple dans l'observation IV de *Morstadt* (68).

Il est à remarquer que la durée des douleurs est, elle aussi, très variable, de quelques semaines [3 semaines dans l'obs. de *Huet*, *Duval* et *Guillain* (57)] jusqu'à plusieurs mois [8 mois dans l'obs. de *Charcot* et *Meige* (18)]. Parfois même les douleurs sont tout à fait éphémères. Notons encore qu'il n'est pas rare de rencontrer des observations où l'on signale que les douleurs cessent pendant le travail, par exemple dans l'obs. I de *Cæster* (19). Enfin, rappelons que, même dans les cas où les muscles ne récupèrent pas complètement leur mobilité normale, les douleurs finissent tout de même par disparaître complètement. Une exception à cette règle est présentée seulement par les cas où les douleurs constituent sinon le symptôme unique de l'affection, au moins le symptôme prédominant, par exemple dans l'épicondylalgie [*Bernhard* (10) *Feré* (33)] et la méralgie paresthésique [*Brisard* (12) et *Dopter* (21 a)].

Ajoutons encore quelques mots sur le siège des douleurs. On peut dire à la vérité qu'il n'y a presque pas de partie du corps où on ne les ait rencontrées. Néanmoins, par suite de la fréquence plus grande des névrites professionnelles aux membres supérieurs, c'est aussi en ces régions que les douleurs sont notées le plus souvent. Nous croyons inutile d'insister sur le siège exact et la fréquence relative de ces diverses localisations des douleurs, tout cela ne présentant pas grand intérêt au point de vue clinique. Indiquons simplement que c'est surtout aux bras, à l'avant-bras, à l'épaule et dans le domaine du cubital qu'elles prédominent et surtout du côté droit. Cette prédominance du côté droit n'exige pas d'explication spéciale.

III. Paresthésies. — Les paresthésies les plus fréquentes sont les fourmillements, l'engourdissement, la sensation de fatigue, de plénitude, la cryesthésie, etc. Comme les douleurs qu'elles précèdent, accompagnent ou suivent, les paresthésies se rencontrent le plus souvent dans les membres supérieurs et cela de préférence du côté droit. Leur durée est ordinairement moins longue que celle des douleurs. Les malades presque toujours finissent par s'en débarrasser, soit spontanément, soit grâce à un traitement approprié.

IV. **Autres troubles sensitifs.** — Outre ceux que nous venons de passer en revue, on rencontre encore des troubles sensitifs variés, tels que : hypoesthésie, anesthésie, hypalgésie, analgésie d'une part, et hyperesthésie et hyperalgésie d'autre part. Tout ce que nous avons dit à propos des douleurs et des paresthésies, s'applique à la lettre à tous ces troubles sensitifs que nous venons d'énumérer.

Rappelons ici encore une fois que, suivant *Raymond* (80), ce sont ordinairement les troubles sensitifs qui ouvrent la scène en cas de névrites périphériques. Si on ne les note pas dans tous les cas de névrites professionnelles, c'est parce qu'ils sont fugaces, transitoires et, par suite, peuvent facilement passer sans être aperçus.

Passons maintenant aux *troubles moteurs* et aux *troubles trophiques* qui les accompagnent dans un grand nombre de cas.

V. **Troubles moteurs.** — Suivant leur gravité, ils peuvent se diviser en faiblesse, parésie, ou paralysie.

A part les cas où les névrites professionnelles débutent d'une manière brusque et où la paralysie s'installe dès le commencement, ces trois phases de troubles moteurs se développent dans l'ordre que nous venons d'indiquer. Il va sans dire que la *faiblesse* n'est pas nécessairement suivie dans tous les cas de parésie ou de paralysie. Il existe heureusement un grand nombre de cas où l'affection est arrêtée dans sa marche progressive dans un des stades intermédiaires soit spontanément, surtout si le malade se repose un certain temps, soit à la suite d'un traitement approprié. Dans les cas graves où les troubles moteurs vont jusqu'à la *paralysie* complète, il n'est pas rare d'observer l'atrophie musculaire et la RD. dont nous parlerons en détail un peu plus bas.

Sur quoi nous voulons insister pour le moment, c'est surtout sur les localisations des troubles moteurs suivant la profession et l'attitude gardée par les ouvriers pendant le travail. On comprend aisément que les localisations des causes effectives des névrites professionnelles (choc, compression, surmenage, tiraillement) variant nécessairement d'une profession à l'autre, le siège des troubles moteurs différera en conséquence dans le même sens, suivant telle ou telle profession. Sans pouvoir et vouloir donner une énumération détaillée et complète de tous les sièges des troubles moteurs consignés dans les observations (cette énumération finirait par devenir rapidement fastidieuse et fatiguerait l'attention), nous nous contenterons d'en indiquer les principaux. Nous aurons surtout soin de les étudier au point de vue de l'influence exercée sur leur localisation par les manipulations et l'attitude des ouvriers pendant le travail.

Nous avons déjà dit que c'est surtout aux membres supérieurs qu'ont lieu de préférence les névrites professionnelles. Il n'est donc pas étonnant que les muscles affaiblis, parésiés ou paralysés appartiennent aussi, dans la majorité des cas, aux mêmes parties du corps. Les petits muscles de la main étant surtout exposés à la compression des instruments (le rabot, les clefs de dentiste, les aiguilles à tricoter, etc., etc.), les troubles moteurs sont le plus souvent accusés dans les branches terminales des nerfs (cubital, médian et radial) qui innervent ces muscles. Parmi les nerfs des membres supérieurs, c'est le médian qui est atteint le plus souvent [*Oppenheim* (73, p. 329)]. Ainsi sur 41 cas observés en ville, *Remak* et *Flatau* (87) ont noté 21 cas de névrite du médian et seulement 13 cas du cubital.

Le cubital au coude est atteint surtout chez des sujets qui, de par leur profession, sont obligés de s'appuyer avec le coude sur un support dur (pupitre, table) [*Janzer* (58, obs. V) chez un sténographe et *Menz* (66) chez une téléphoniste qui était obligée de tenir le récepteur le coude appuyé sur la table. Cette malade raconta à l'auteur qu'une de ses collègues fut atteinte de la même affection il y a quelque temps].

Rappelons ici encore une fois l'observation de *Huet* et *Guillain* (56) où la névrite du cubital était due à ce que le malade (boulanger) pétrissait la pâte et donnait chaque jour la forme à un grand nombre de pains fendus en divisant la pâte et en pratiquant dans les pains une fente longitudinale à l'aide du bord cubital de la main, de l'avant-bras et même de la face interne du bras pour des pains un peu longs. Pour accomplir ce travail il appuyait assez fortement et amenait le bras, l'avant-bras et la main presque en contact avec la planche sur laquelle reposait la pâte. Ces auteurs ont observé un cas semblable chez un autre boulanger travaillant dans les mêmes conditions. Citons aussi l'observations de *Destot* (21) concernant un bicycliste, chez lequel la compression du cubital au niveau du pisiforme exercée par la manette du guidon, a provoqué la paralysie du nerf cubital innervant le petit doigt et la moitié interne de l'annulaire. Dans notre cas (découpeuse), le levier comprimait la branche palmaire du cubital droit innervant la partie interne de l'éminence thénar, d'où paralysie des muscles correspondants.

Des cas analogues où le siège de la névrite et, par suite, des muscles atteints est sous la dépendance du siège de la compression pourraient être cités d'après un grand nombre d'autres observations, non seulement par rapport au cubital, mais aussi aux autres nerfs du membre supérieur. Nous croyons toutefois que les faits que nous venons de rapporter, sont suffisamment démonstratifs pour entrainer la conviction. Aussi, considérons-nous comme inutile d'allonger cette liste, d'autant plus que les faits à l'appui de cette action directe de la compression sur la localisation de la névrite ressortiront nettement des observations détaillées que l'on trouvera dans la deuxième partie de notre travail.

La même règle se vérifie, en ce qui concerne les névrites professionnelles des membres inférieurs qui, nous le répétons, sont de beaucoup moins fréquentes que celles des membres supérieurs. Comme exemples à l'appui nous mentionnerons les observations de *Zenker* (123, obs. I-IV), de *Roth* (92), de *Frankenstein* (37, obs. I) sur deux houeuses et un houeux et celle (obs. II) de ce dernier auteur concernant une femme occupée à l'extraction de la tourbe, ainsi que l'obs. IV de *Zenker* (123 ; femme pétrissant l'argile). Ces sujets travaillant à genoux, la compression s'exerçait sur le sciatique poplité externe, d'où névrite de ce dernier.

Il ne faut pas perdre de vue que la compression peut être produite non seulement par un objet extérieur, mais aussi par le muscle contracté lui-même. Cette dernière éventualité s'observe surtout par rapport au muscle triceps brachial qui, à l'état contracté, exerce une compression assez notable sur le radial.

Rapportons ici en résumé quelques cas probants. Dans l'observation d'*Oppenheim* (73, p. 324), il s'agit d'un homme qui tombant d'une échelle, a étendu avec violence le bras pour se raccrocher à une marche, mais manqua le but. Il est survenu chez lui une paralysie du radial, par suite de la contraction du triceps (peut-être tiraillements du radial ?). Voici en résumé trois observations de *Gowers* (48, p. 72) : 1) homme essayant d'enlever une botte très étroite ; 2) homme ayant jeté avec violence une pierre ; 3) un homme atteint de vertige voulut se retenir à un poteau de lanterne. Enfin, *Weber* (cité par *Gowers*, p. 74) rapporte un cas de paralysie du médian par contraction violente du rond pronateur.

La même explication fut aussi donnée pour la paralysie du nerf péronier. Nous avons insisté longuement sur ces faits dans le chapitre sur la pathogénie, et nous croyons superflu d'y revenir. Quoi qu'il en soit, dans ces cas aussi la règle énoncée plus haut se confirme avec peut-être plus d'éclat encore.

Les autres causes effectives des névrites professionnelles (surmenage, choc, tiraillement) peuvent, en dernière analyse, être ramenées soit à des causes mécaniques agissant d'une manière analogue à la compression, soit à des modifications dans l'état chimique des muscles ou des nerfs qui toutes agissent soit exclusivement, soit d'une manière prédominante au lieu même d'application de la cause. Tout ce que nous avons exposé en détail en parlant de la compression peut, *mutatis mutandis*, s'appliquer aussi à ces dernières causes des névrites professionnelles. Il est donc inutile de citer des exemples à l'appui de cette assertion.

Les troubles moteurs, surtout la parésie ou la paralysie des membres inférieurs, ne peuvent pas manquer d'influencer la *démarche*. Celle-ci dépendant de l'action synergique d'un grand nombre de muscles, il est assez naturel que l'impuissance de certains d'entre eux entraîne une démarche spéciale. En effet, dans plusieurs observations on note que la démarche est titubante [*I. Hoffmann* (53, obs. I)], boiteuse (le même, obs. II et III), etc. Le *steppage* fut aussi observé dans quelques cas, par exemple par le même auteur dans l'observation III de son mémoire, par *Ott* (75, obs. IV), par *Muthmann* (70) et d'autres encore.

VI. Troubles trophiques. — Les troubles trophiques des muscles sont pour la plupart des cas surtout accusés dans les muscles paralysés. Le degré d'atrophie est en général en rapport avec la gravité des troubles moteurs, mais ce parallélisme n'est pas rigoureux. D'une part, il n'est pas rare de rencontrer l'absence totale de toute atrophie musculaire, même dans les muscles complètement paralysés. D'autre part, l'atrophie se déclare même dans les muscles peu touchés. Nous avons déjà indiqué dans le chapitre sur la pathogénie que cette atrophie est, dans la majorité des cas, due non au défaut d'exercice, mais à des troubles de nutrition provoqués par l'influx nerveux insuffisant ou altéré que les nerfs atteints envoient aux muscles innervés par eux.

Notons encore le fait curieux des muscles de la ceinture scapulo-humérale hypertrophiés pour suppléer au grand dentelé très atrophié. Nous n'avons trouvé ce fait que dans un seul cas concernant un charpentier qui portait des poutres lourdes sur l'épaule [*Morstadt* (38), obs. IV] (1). Il est assez probable que si les sujets atteints avaient continué pendant un temps assez prolongé à travailler, malgré la paralysie de certains muscles, pourvu seulement que le défaut de ceux-ci ne mît pas d'obstacle insurmontable à l'accomplissement des manipulations nécessaires dans le travail habituel, il est assez

(1) Il en est tout autrement dans l'observation de *Brodmann* (13) ayant trait à une paralysie isolée du grand dentelé (le malade élevait le bras au-dessus de l'horizontale !). L'hypertrophie cardiaque survenue dans ce cas est due, à ce que le malade s'est surmené pour gagner après l'accident autant qu'avant.

probable, disons-nous, que cette suppléance se serait produite beaucoup plus souvent. Mais dans la majorité des cas les ouvriers sont obligés d'interrompre bientôt l'occupation, aussi ce fait est-il tout à fait exceptionnel.

VII. **Réactions électriques.**— Les muscles parésiés et paralysés, surtout les muscles atrophiés, présentent des modifications dans les réactions électriques. Dans les cas légers, on n'a affaire qu'à des modifications purement quantitatives. On rencontre quelquefois des cas d'hyperexcitabilité électrique pour les deux sortes d'électricité, par ex., dans l'observation d'*Osann* (74), ou pour une seule, la faradique, par ex., dans l'observation de *Schaefer* (95, obs. III). Dans d'autres cas, au contraire, on note l'hypoexcitabilité électrique [par ex., *Vigouroux* (115, obs. II), *Coester* (19, obs. IV), *Rieder* (90, obs. I) etc.], pouvant aller jusqu'à l'inexcitabilité électrique complète, surtout pour le courant faradique, p. ex., dans l'observation de *Muthmann* (70).

Du reste, dans ces derniers cas il est déjà impropre de parler seulement de modifications quantitatives simples, puisque l'inexcitabilité électrique complète est ordinairement l'aboutissant ultime des nerfs et des muscles complètement dégénérés. En d'autres termes, il s'agit ici déjà de modifications qualitatives, de RD.

Cette dernière survient ordinairement dans les cas graves. On rencontre aussi bien RDP. (la réaction de dégénérescence partielle) que la réaction de dégénérescence complète (RD.). Les deux se trouvent à peu près en nombre égal, dans les observations compulsées par nous. Dans quelques cas on note expressément que RD. est légère, par ex., *Stephan* (107), *Frankenstein* (37, obs. II). Enfin l'absence de toute RD. est aussi parfois spécifiée, par ex., dans les observations de *Bernhardt* (8), de *Ianzer* (58), de *Menz* (66), de *Gerulanos* (45), de *Chambard* (17), etc., etc. Il va sans dire que dans les observations où cette absence n'est pas mentionnée, RD. fait probablement aussi défaut. En effet, il est à remarquer que cette absence est soulignée surtout dans les cas des névrites professionnelles à début brusque, où les observateurs frappés par la soudaineté de l'affection, ont recherché attentivement l'existence ou l'absence de RD. Citons comme exemples les observations de *Bernhardt* (8), de *Runge* (93), de *Vigouroux* (115, obs I).

Quoi qu'il en soit, l'importance de RD. est surtout au point de vue du pronostic. Comme dans toutes névrites, les névrites professionnelles présentent un pronostic d'autant plus grave que RD. est plus accusée. Ce sont les cas où RD. fait défaut qui permettent d'espérer avec le maximum de certitude la restitution complète des muscles et des nerfs atteints.

Nous n'insisterons pas sur les autres troubles trophiques, vaso-moteurs et sécrétoires de divers ordres (cyanose, œdème, hyperidrose, anidrose, etc.), que l'on trouve de temps en temps dans différentes observations. Ces troubles trophiques sont tout à fait secondaires, de peu d'importance et ne demandent pas une étude détaillée.

En terminant ce chapitre, nous attirerons l'attention

sur trois faits assez importants, savoir, la sensibilité à la pression des nerfs atteints, la raideur musculaire et l'état des réflexes tendineux.

VIII. **Sensibilité à la pression des nerfs et des muscles atteints.** — Cette sensibilité est assez souvent mentionnée dans nombre d'observations. Elle porte surtout sur le siège de la compression. Ainsi, par exemple, dans l'observation d'*Ott* (75, obs. III) concernant un horloger qui travaillait toujours le coude appuyé sur la table, le nerf cubital était sensible à la pression juste au coude. Autre exemple. Il nous est fourni par l'observation de *Panas* (76). Il s'agit d'un homme qui dans une tempête ne put se sauver qu'à force de rames. Il survint chez lui une paralysie du nerf cubital provoquée par la pression répétée du nerf au niveau du coude. Or, dans ce cas aussi, le cubital était douloureux à la pression, et cela au niveau du coude.

Mais cette règle souffre de nombreuses exceptions. Très souvent le maximum de sensibilité à la pression siège à un point plus ou moins éloigné du lieu d'application de la force compressive. Ceci n'est pas pour nous étonner. Les recherches expérimentales de *Sadovsky* (94) exposées plus haut nous ont appris que la compression provoque des altérations pathologiques dans la structure du nerf, constatables dans le bout périphérique jusque vers l'extrémité des branches terminales et dans le bout central, sur une étendue de 1 à 2 centimètres. Nous avons exposé aussi plus haut que, d'après la plupart des auteurs, la compression, comme l'a indiqué *Panas* (76), est la cause la plus fréquente de la névrite.

Or, la sensibilité à la pression est un des symptômes les plus constants de la névrite périphérique. Il est donc tout naturel de trouver dans les névrites professionnelles le nerf comprimé sur un point quelconque de son trajet, sensible à la pression en deçà et au-delà du lieu d'application de la compression. La sensibilité à la pression est tout simplement un signe indéniable de névrite quelle qu'en soit la cause. La constatation de cette sensibilité, en n'importe quel point du nerf comprimé, nous prouve l'aptitude de la compression à provoquer dans le nerf des altérations et des lésions anatomiques ou seulement des modifications dynamiques.

IX. *Raideur musculaire et état des réflexes tendineux.* La **raideur musculaire** est assez rare ; elle n'est notée que dans 3 ou 4 observations, et encore est-elle très limitée ; c'est ainsi qu'on note de la raideur surtout accusée au pied droit dans l'observation de *Moyer* (69), dans les trois derniers doigts, dans la troisième observation de *Schaefer* (95) et ainsi de suite.

X. La raideur musculaire a un certain rapport avec **l'état des réflexes tendineux.** Quelques auteurs dont l'attention était attirée sur ces réflexes, consignent soigneusement s'ils sont normaux, exagérés, affaiblis ou abolis. Il faut avouer que la plupart des auteurs n'y songent même pas, et dans la majorité des cas ne nous renseignent pas sur l'état des réflexes. Du reste, ça n'a pas grande importance. Ce que nous savons sur la névrite périphérique en général, nous autorise à supposer à priori que dans la majorité des cas de névrite professionnelle grave avec les muscles paralysés et surtout atrophiés et en cas d'existence de RD., les réflexes tendineux seront ou complètement abolis ou du moins très affaiblis. Il va sans dire que, suivant le siège des muscles atrophiés, variera aussi celui des réflexes abolis ou très affaiblis. Ainsi, dans l'observation de *Muthmann* (70) où les extenseurs de la jambe étaient atrophiés, le réflexe d'Achille a été complètement aboli, et le réflexe rotulien affaibli.

En revanche dans l'observation de *J. Hoffmann* (53, obs. II), où l'atrophie a été limitée à tous les muscles de la jambe gauche, le réflexe rotulien est resté normal de deux côtés, puisque le quadriceps fémoral a conservé son intégrité absolue.

Diagnostic.

Cette question ne nous arrêtera pas longtemps, puisque, d'après la définition, on ne peut parler de névrites professionnelles que si les nerfs souffrent par excès de fonction [*Moebius* cité par *Däms* (25 p. 396)]. Il est donc facile dans chaque cas donné de décider, si la névrite à laquelle on a affaire, est ou n'est pas professionnelle. Nous avons déjà indiqué la différence fondamentale existant entre la névrite et la névrose professionnelles. Il est donc superflu d'y revenir. Quant au diagnostic différentiel de la névrite en général d'avec les affections similaires du système nerveux central, nous renvoyons aux traités des maladies nerveuses, (*Gowers*, t. VI de la première édit. de *Charcot* — *Bou-*

chard, *Grasset* et *Rauzier*, etc., etc.) et surtout à la monographie très complète sur les névrites de *Remak* et *Flatau* (87) et à la sémiologie du système nerveux de *Dejerine* (20 a).

Pronostic.

Il ne nous arrêtera non plus longtemps. Comme dans toute névrite, il dépend de la gravité des lésions et surtout de la présence ou de l'absence de RD. Plus cette réaction est accusée, plus le pronostic s'aggrave. Mais en général le pronostic des névrites professionnelles est assez sombre. Sur une centaine et demie d'observations, nous n'avons trouvé la guérison complète signalée que dans une dizaine de cas, p. ex. *Vigouroux* (115, obs. I et III ; dans l'observation II il est dit que la guérison est presque complète, excepté pour le deltoïde qui reste atrophié), *Secrétan* (97, obs. I, III, XVII), *Runge* (93) et quelques autres. Dans une vingtaine de cas l'amélioration obtenue est qualifiée de *notable*, p. ex. *Bernhardt* (8), *Frankenstein* (37, obs. I, II), *Moebius* (67, obs. I), *Gessler* (45 a, obs. I et II), etc...

Dans quelques cas il est parlé d'amélioration tout court, par ex., *Ott* (75, obs. III), *Poore* (78), *Schaefer* (95, obs. III), *Muthmann* (70), etc.

Dans une observation [*Vulpian* (116)] il est parlé d'une certaine amélioration. Dans quelques cas on indique que l'amélioration est peu notable, par exemple *Schaefer* (95, obs. I), *Bruns* (14), *Coester* (19) etc... Enfin dans 5 cas [*Morstadt* (68, obs. I et II), *Ott* (75, obs. IV), *Wiesner*

(120, obs. I) et *Frank-Smith* (40) il est spécifié que le traitement a complètement échoué, qu'il n'est pas survenu d'amélioration. Mais il faut remarquer que le nombre d'échecs est sans doute beaucoup plus considérable. Dans la moitié environ des observations que nous avons eues sous les yeux, le résultat obtenu par le traitement est complètement passé sous silence. Il y a encore plus. Dans un nombre assez respectable d'observations, il n'est pas soufflé mot du traitement employé. Il est à présumer que, dans la majorité de ces cas, le traitement n'a pas fourni de résultats bien brillants. Autrement on ne s'expliquerait pas pourquoi les auteurs n'en font pas mention, même dans plusieurs observations très détaillées. Du reste, la plupart des auteurs qui se sont occupés du pronostic de certaines névrites professionnelles sont arrivés à la même conclusion, par exemple *Zander* (122) pour la paralysie des tambours, etc.

A quoi est dû ce pronostic si sombre des névrites professionnelles? Il est assez difficile de se prononcer catégoriquement là-dessus. Deux causes sont peut-être à incriminer dans la terminaison si défavorable de ces névrites. D'une part, nous savons que la névrite professionnelle ne survient que chez des sujets prédisposés. Or, chez ces derniers toutes les affections du système nerveux présentent une marche moins bénigne, et la terminaison favorable, si elle a lieu, exige beaucoup de temps. Mais dans la plupart des cas de névrites professionnelles — et c'est la deuxième cause probable de nombreux échecs signalés — les ouvriers sont obligés de reprendre rapidement le travail, par suite du manque de moyens d'existence. Il est donc aisé de comprendre que dans ces conditions l'amélioration obtenue ne tarde pas à disparaître et que, en fin de compte, le malade ne retire pas grand profit du traitement. Quoi qu'il en soit de ces explications assez hypothétiques, il n'en demeure par moins avéré que le pronostic des névrites professionnelles est assez sérieux.

Les résultats fournis par le traitement confirment pleinement ce que nous avons dit précédemment de l'influence exercée sur le pronostic par la présence ou l'absence de RD. La plupart des guérisons sont survenues dans les cas où il est spécifié qu'il n'y avait pas RD., par exemple *Vigouroux* (115, obs. I), *Secrétan* (97, obs. XVII), *Runge* (93), etc. Il en est de même pour les cas d'amélioration notable, par exemple *Bernhardt* (8), etc., et d'amélioration tout court, par exemple *Poore* (78), etc. Au contraire, dans deux cas où le traitement a complètement échoué, on dit qu'il y avait RD., à savoir dans les observations de *Morstadt* (68, obs. I) et d'*Ott* (75, obs. IV). Il en est de même dans un cas d'amélioration peu notable, à savoir dans celui de *Schaefer* (95, obs. I). Il va sans dire que cette règle souffre beaucoup d'exceptions. C'est ainsi, par exemple, que la guérison est survenue dans deux observations (obs. I et III) de *Secrétan* (97) où il y avait RDP. L'amélioration notable est signalée chez *Gessler* (45 a, obs. I et II) où l'on avait affaire à RD. Mais dans la généralité des cas on peut tout de même affirmer que le pronostic est subordonné à la présence ou à l'absence de RD. Nous croyons superflu d'insister sur l'aggravation du pronostic toutes les fois que l'atrophie musculaire est très accusée.

Traitement.

Le pronostic si sombre des névrites professionnelles et l'impossibilité dans laquelle nous nous trouvons d'assurer à l'ouvrier malade les moyens d'existence nécessaires pour mener à bien le traitement, nous oblige d'autant plus d'attirer l'attention sur les mesures prophylactiques pour prévenir l'apparition de ces névrites.

Prophylaxie. — Les névrites professionnelles, comme nous l'avons vu, sont dans la plupart des cas provoquées par les contusions, les tiraillements et les compressions auxquels les nerfs sont soumis pendant le travail, ou par le surmenage. Les mesures prophylactiques se divisent donc naturellement en deux groupes : *a*) mesures pour prévenir pendant le travail les insultes mécaniques des nerfs ; et *b*) mesures contre le surmenage.

Ad a). Ces mesures différeront nécessairement suivant les professions et les conditions dans lesquelles s'accomplit le travail. Ainsi dans les professions où les lésions des névrites sont dues à ce que le nerf repose sur un support dur, on pourrait empêcher l'apparition de la névrite en interposant entre la partie qui appuie et le support un objet élastique, par exemple, un coussinet qui amortira la pression soutenue par les nerfs. C'est ce que conseilla de faire *Menz* (66) dans un cas de névrite du cubital au coude chez une téléphoniste. Il nous est tout à fait impossible d'énumérer en détail toutes les mesures prophylactiques de cet ordre qui ressortent plutôt du domaine de la technologie. Il nous suffit complètement d'avoir indiqué le principe sur lequel nous devons nous guider pour prévenir l'apparition des névrites par compression. Il va sans dire que des mesures prophylactiques analogues doivent être prises pour empêcher les névrites professionnelles par tiraillement et contusion. Mais à la vérité, ces dernières névrites présentent beaucoup moins de prise aux mesures prophylactiques. En effet, dans un très grand nombre de cas, elles sont provoquées par des mouvements brusques et forcés nécessaires dans certaines professions, par exemple, dans l'obs. de *Souques* et *Duval* (101) concernant un chaudronnier chez lequel il est survenu de la paralysie brusque du grand dentelé et d'une partie du trapèze droits. Est-il possible d'éviter ces mouvements brusques et forcés et, par suite, les tiraillements des filets nerveux et les paralysies et les atrophies consécutives ? Comment faut-il s'y prendre pour arriver à ce résultat ? A ces questions il nous est, à notre regret, impossible de donner une réponse concluante, faute de connaissances spéciales qu'exige une étude semblable. Nous sommes donc obligée de nous contenter des quelques indications sus-mentionnées, quelque insuffisantes qu'elles soient. Nous insistons de nouveau sur la nécessité absolue, au point de vue de la santé publique, de soumettre à une étude approfondie les conditions souvent très défectueuses et antihygiéniques dans lesquelles les ouvriers accomplissent le travail et de rechercher attentivement toutes les améliorations à introduire pour éviter, dans la mesure du possible, l'apparition des névrites professionnelles si désastreuses pour l'avenir des sujets atteints.

Ceci se rapporte surtout aux attitudes parfois très anormales que les ouvriers sont obligés de garder pendant le travail. Nous avons déjà indiqué plus haut, dans le chapitre sur l'étiologie, toute l'importance des attitudes pour la localisation des névrites professionnelles. De plus, elles amènent encore un autre effet nocif, à savoir la suractivité de certains muscles à l'exclusion de tous les autres et, par suite, le surmenage de ceux-là.

Ad b). Ce surmenage est surtout provoqué par les mouvements saccadés souvent répétés, interrompus par des intervalles de repos de durée insuffisante. On comprend donc que, sous ce rapport, les mesures prophylactiques consisteront surtout en réduction de la journée du travail et en intervalles de repos plus prolongés intercalés entre les heures consacrées au travail. Cette question est trop large et touche de trop loin notre travail, pour que nous puissions nous y arrêter. Il suffit tout simplement d'attirer l'attention sur les effets favorables produits par un travail pas trop fatigant. L'ouvrier plus attentif, moins surmené, pourra éviter plus facilement les mouvements désordonnés et les influences mécaniques qui amènent si souvent les névrites professionnelles.

Nous sentons très bien tout le vague et la non-précision de ces derniers paragraphes. Malheureusement, nous manquons de données positives nécessaires pour la réalisation dans la pratique des desiderata qui nous ont été suggérés par la lecture des observations. Nous voulons tout simplement attirer l'attention des personnes compétentes sur l'étude de cette question au point de vue prophylactique.

Ceci dit, nous passons à l'examen du traitement proprement dit.

Traitement. — C'est l'*électrothérapie* qui a été employée dans la plupart des cas et a fourni les meilleurs résultats. Dans la plupart des cas, il n'est pas spécifié si les auteurs se sont servis du courant continu ou interrompu, par exemple, *Bernhardt* (8), *Rieder* (89), *Stephan* (107), etc., etc... Dans les autres cas où la nature du courant est indiquée, la galvanisation et la faradisation occupent une place à peu près égale. Ainsi, par exemple, la galvanisation fut employée dans les observations de *Hoffmann* (53, obs. I-III), de *Morstadt* (68, obs. I et II) d'*Ott* (75, obs. III et IV), de *Fragstein* (35), etc., etc..., tandis que dans les observations de *Barretro* (5, obs. I), de *Gerulanos* (45), de *Vigouroux* (115, obs. II), et de *Straus* (110), etc., etc., on a eu recours à la faradisation. Dans quelques observations ces deux sortes d'électricité furent prescrites, par exemple, chez *Schaefer* (95, obs. I), *Ferrier* et *Dalton*, (34) etc. Quant à la franklinisation, elle ne fut employée que par *Vigouroux* (115, obs. I, III).

Tous les autres procédés thérapeutiques ne présentent que des adjuvants de l'électricité et leur emploi fut assez restreint. Citons le massage, les bains et quelques médicaments, tels que le phosphore, la strychnine, etc. Le *massage* est indiqué dans une dizaine de cas, par *Bruns* (14), *Coester* (19), *Hoffmann* (53), *Panas* (76), *Rieder* (90, obs. I-III), etc.

Mais il est assez probable que le massage était prescrit dans un grand nombre d'autres observations, seulement les auteurs n'ont pas trouvé indispensable d'en faire mention spéciale. Quant aux *bains*, ce sont surtout les *bains chauds* qui furent préconisés, soit sous forme de bains chauds généraux, par exemple. *Rieder* (90, obs. I-III), soit sous forme de bains locaux, bains de bras dans le cas de *Stephan* (107). Dans quelques cas on a fait faire aux malades une cure d'eaux minérales, par exemple, dans le cas de *Wiesner* (120, obs. I) le malade fut envoyé à Wildbad.

En somme, le traitement employé est celui que l'on prescrit ordinairement contre la névrite en général. Il n'est pas nécessaire d'y insister.

Reste encore un mot à dire sur une des conditions indispensables pour que le traitement fournisse un résultat favorable, à savoir : *le repos*. Celui-ci est sans discussion aucune admis toutes les fois que la paralysie ou l'atrophie musculaire met un obstacle à peu près insurmontable à l'accomplissement de tout travail. Il en est tout autrement quand l'ouvrier peut encore, quoique difficilement, remplir sa fonction. Dans cette dernière éventualité il reprend le travail dès qu'il se sent suffisamment rétabli d'après lui, et les résultats obtenus par le traitement, comme nous l'avons déjà indiqué, se trouvent très souvent compromis. Quoi qu'il en soit, toutes les fois que le malade pouvait se soumettre à un repos suffisant, les auteurs n'ont eu qu'à s'en louer, et dans ces cas le résultat favorable fut obtenu plus rapidement et est resté plus durable.

DEUXIÈME PARTIE

DES NÉVRITES PROFESSIONNELLES EN PARTICULIER

Avant-propos.

Avant de passer à l'étude des névrites professionnelles en particulier, nous croyons nécessaire d'exposer en quelques mots le plan que nous allons suivre. La classification des névrites professionnelles d'après les professions rencontre beaucoup de difficultés. A côté des névrites professionnelles pour ainsi dire spécifiques, particulières à chaque profession, provoquées par les manipulations spéciales au métier donné, qui pourraient même être construites à priori, il existe d'autres névrites, professionnelles elles aussi, survenues accidentellement chez des ouvriers d'une profession déterminée, mais pouvant aussi bien se déclarer chez des ouvriers d'autres professions puisqu'elles résultent des manipulations communes à un nombre plus ou moins considérable de professions, outre celle à laquelle on a affaire. Citons des exemples pour mieux expliquer notre pensée.

La névrite cubitale dont fut atteint le boulanger dans l'obs. de *Huet* et *Guillain* (56) est bien spécifique, propre à ce métier. Le malade donnant chaque jour la forme à un grand nombre de pains fendus, divisait la pâte et pratiquait dans les pains une fente longitudinale à l'aide du bord cubital de la main, de l'avant-bras et même de la face interne du bras, pour des pains un peu longs. Or, pour accomplir ce travail, il devait appuyer assez fortement et amener le bras, l'avant-bras et la main presque au contact de la planche sur laquelle reposait la pâte. La névrite cubitale qui en est résultée, est donc provoquée par les manipulations spéciales et caractéristiques pour le travail auquel l'ouvrier était adonné. On peut même prévoir la possibilité de cette névrite professionnelle chez d'autres ouvriers, occupés à ce même travail. Il en est de même pour la paralysie bilatérale, type Duchenne-Erb, observée par *Osann* (74) chez un déchargeur de charbon. Le déchargeur porte le charbon dans des corbeilles dépourvues d'anse ; une de ces corbeilles pleine de charbon, est hissée sur le dos du déchargeur qui maintient la charge en place à l'aide de ses mains, les avant-bras se trouvant en flexion forcée et les bras en abduction forcée en même temps que projetés en arrière. La pression exercée des deux côtés sur les points d'*Erb* est donc spéciale à ce genre de travail.

Tout autre est la signification de la paralysie du grand dentelé gauche, observée par *Bernhardt* (6) chez un boucher qui avait l'habitude de porter toujours sur l'épaule gauche des paniers d'osier remplis de viande.

Dans cette observation, il s'agit aussi d'une paralysie type Duchenne-Erb produite seulement par une pression plus localisée. Mais ce mode de porter les fardeaux n'est nullement spécial aux bouchers, et la paralysie observée dans ce cas ne diffère en somme que par sa localisation plus étroite de la paralysie du déchargeur, dont il vient d'être question, ou de la paralysie des porteurs de briques dont parle *Rieder* (90).

En d'autres termes, si chez les bardeurs ou les déchargeurs de charbon nous sommes autorisés à qualifier la paralysie d'Erb comme étant une paralysie professionnelle *des* porteurs de pierres ou *des* déchargeurs de charbon, la même paralysie chez un boucher doit être considérée comme une névrite professionnelle *chez un* boucher, résultant des conditions tout accidentelles, n'ayant rien à faire avec les manipulations exigées par le métier de boucher.

C'est en partant de ces considérations que nous divisons toutes les névrites professionnelles en deux grandes catégories. La *première* désignée par nous *type A*, embrasse toutes les névrites professionnelles, spécifiques pour le métier donné ; la *seconde*, qualifiée de *type B*, comprend toutes les névrites professionnelles qui ne sont pas caractéristiques pour la profession examinée. Si nous rangeons les observations de la deuxième catégorie d'après les professions, malgré l'absence totale de tout rapport de cause à effet avec les conditions et les manipulations caractérisant la profession donnée, c'est tout simplement pour grouper ensemble toutes les observations éparses dans la littérature médicale qui concernent le même métier.

Nous comprenons très bien tout ce qu'il y a d'artificiel et de conventionnel dans cette classification purement provisoire; nous espérons que nos successeurs réussiront à grouper les névrites professionnelles, d'après un procédé plus raisonné et plus rationnel. Pour le moment nous sommes même obligée d'avoir recours à un procédé aussi arbitraire que possible. N'apercevant aucun lien unissant les diverses professions très variées dont nous possédons des cas de névrites professionnelles, nous nous sommes résolue, après mûres réflexions, à adopter tout simplement l'ordre alphabétique. Nous rangeons donc les professions les unes à la suite des autres au petit bonheur, suivant qu'elles précèdent ou suivent dans l'alphabet. De la sorte, nous ne préjugeons d'aucune manière de l'ordre systématique que les diverses professions devraient occuper les unes par rapport aux autres dans une classification rationnelle.

Nous aurions pu, à la vérité, nous conformer à l'ordre adopté par la plupart des auteurs et étudier les névrites professionnelles d'après les nerfs atteints de préférence. Toutefois cette classification assez convenable pour un traité de maladies nerveuses où les observations ne sont pas rapportées et où l'on renvoie tout simplement à la bibliographie pour l'étude détaillée des cas, cette classification, disons-nous, ne paraît nullement utilisable dans notre travail. Ce que nous avons surtout en vue, c'est d'indiquer aussi complètement que possible toutes les névrites professionnelles se rapportant à chaque métier. La division d'après les nerfs lésés aurait nécessairement pour conséquence de scinder l'étude des névrites professionnelles observées dans une seule et même profession. D'une part, les manipulations même caractéristiques pour un métier déterminé peuvent intéresser des muscles innervés par différents nerfs. D'autre part, comme nous l'avons vu plus haut, outre les névrites professionnelles spécifiques, nous aurons aussi à examiner, suivant la richesse plus ou moins grande en observations, un nombre plus ou moins considérable de cas de névrite professionnelle accidentelle pour la profession à étudier. Pour ces raisons nous nous sommes trouvée dans l'obligation de renoncer à cette classification assez commode et moins arbitraire.

Quelques mots encore sur un autre inconvénient de la classification adoptée par nous. A côté des névrites professionnelles proprement dites, on rencontre aussi quelques syndromes accompagnant les névrites de diverses professions ou même constituant parfois toute la symptomatologie clinique. Nous voulons parler de l'*épicondylalgie* de *Bernhardt* (10), décrite surtout par *Féré* (33), et de la *méralgie paresthésique* de *Bernhardt* et de *Roth* qui a suscité un grand nombre de travaux, dont nous mentionnerons ceux de *Brisard* (12) et de *Dopter* (21 a) (1). Ces syndromes se rencontrant dans un

(1) Nous laissons de côté les *acroparesthésies* de *Nothnagel* bien étudiées par *L. v. Frankl-Hochwart* (38) que l'on rencontre surtout chez les blanchisseuses, les couturières, les graveurs, etc. ; l'auteur lui-même indique (p. 149) qu'il s'agit de névrose et non de névrite.

nombre assez considérable de professions, nous aurions été obligée à des répétitions inutiles, si nous voulions les décrire en détail à chaque profession où ils ont été constatés. Aussi la description détaillée n'en sera donnée qu'à la première profession dans l'ordre alphabétique, où ce syndrome a été observé ; dans les autres professions où ce même syndrome a été noté, on renverra simplement à la profession où il en a été parlé longuement. L'épicondylalgie qui se voit chez les blanchisseuses, les boulangers, les maçons, les charpentiers, les menuisiers, etc., sera décrite en détail chez les blanchisseuses, tandis que chez les boulangers, les serruriers, etc., on ne fera que la mentionner en renvoyant pour les détails à l'article « Blanchisseuses ».

AVOCATS

L'inconvénient de la classification adoptée par nous éclate dès le début de la partie spéciale de notre travail. En raison des considérations exposées dans l'avant-propos, nous sommes obligée de ranger en ordre alphabétique les professions dont nous avons trouvé des observations de névrite professionnelle. Or, la première profession qui se présente à nous, c'est celle d'avocat. La seule névrite signalée chez ceux-ci, c'est celle du fémoro-cutané (méralgie paresthésique de *Roth*). Comme le remarque très justement *Dopter* (21a, p. 330), la profession d'avocat par elle-même « n'a pas à intervenir en quoi que ce soit » dans la production de la méralgie paresthésique. La seule chose dont il faut tenir compte dans ce cas, ce sont les « habitudes journalières qui font partie intégrante des occupations de chacun ». On voit donc que la méralgie paresthésique peut à peine être qualifiée de névrite professionnelle quand elle survient chez un avocat. Néanmoins nous nous sommes décidée, pour ne rien omettre de ce qui, de près ou de loin, a quelque rapport avec les névrites professionnelles bien nettes, nous nous sommes décidée, disons-nous, à donner dans cet article la description détaillée de la méralgie paresthésique. Cette manière de procéder soulignera encore avec plus de force, s'il en était besoin, tout ce qu'il y a de provisoire dans l'ordre que nous avons adopté pour ranger les professions. Dans notre exposé nous utiliserons surtout la thèse de *Brisard* (12) et la revue générale de *Dopter* (21a) qui vient d'être publiée. Nous renvoyons pour les détails à ces travaux *Dopter* donne une bibliographie très complète.

Ce sont *Bernhardt* et *Roth* qui ont, tous les deux en 1895, attiré les premiers l'attention des médecins sur ce syndrome. Il est caractérisé essentiellement par des paresthésies, de l'anesthésie et des douleurs. Ces phénomènes siègent sur le territoire fémoral du nerf fémoro-cutané.

1° *Paresthésies*. Les troubles paresthésiques apparaissent ordinairement les premiers ; on a noté de l'engourdissement, des fourmillements, des tiraillements, des picotements, des frémissements, des agacements (*Souques*) et même, quoique rarement, de la cryesthésie (*Roth* et *Dopter*).

2° *Anesthésie*. Elle peut être subjective ou objective. La première se manifeste sous forme de sensations parfois très bizarres : peau empesée (*Escat*), morceau de bois plaqué sur la cuisse (*Koster*). En général les malades se plaignent de sentir un corps étranger interposé entre les vêtements et le corps qu'ils interprètent d'une manière très variée. L'anesthésie objective qui peut manquer ou est à peine marquée, n'est pas ordinairement accusée au même degré pour tous les modes de sensibilité. Sans entrer dans les détails, notons seulement que, d'après *Brisard*, l'effleurement est moins bien supporté que le contact fort. La thermesthésie peut aussi être atteinte, ainsi que la sensibilité à l'électricité (*Dopter*).

3° *Douleurs*. Ce qui distingue la douleur des paresthésies et de l'anesthésie, c'est, outre sa rareté plus grande, son inconstance ; dans la plupart du temps elle est intermittente. La douleur subjective est provoquée par le frottement des vêtements et surtout par la station debout et le piétinement sur place. La douleur objective est rare ; si elle existe, elle n'est que passagère. On n'a trouvé le fémoro-cutané douloureux à la pression que dans 4 cas (3 cas de *Roth* et 1 cas de *Sabrazès* et *Cabannes*).

Tous ces phénomènes se manifestent à l'occasion d'une marche ou de la station debout, les membres inférieurs étant en extension ; ils disparaissent ou s'atténuent par le repos ou en décubitus horizontal, les membres inférieurs en flexion. On comprendra donc facilement qu'une des causes prédisposantes les plus indiscutables, c'est la profession « ou, tout au moins, les habitudes de chaque individu... Tous ceux qui, de par leur métier ou leurs occupations journalières, sont appelés à faire de longues marches ou à rester longtemps debout, en conservant l'immobilité ou en piétinant, semblent plus disposés que d'autres à souffrir à un moment donné des troubles nerveux décrits. Médecins, militaires, marins, employés de magasin, gardiens de musée, jardiniers, sont les professions les plus frappées. Les fondeurs, les forgerons, les boulangers exposés à subir les changements brusques de température, doivent être ajoutés à cette liste » (*Dopter*, p. 335). Néanmoins on rencontre aussi la méralgie paresthésique chez des avocats, des notaires, des employés de bureau, des graveurs, etc.

Dès le début, deux opinions ont été émises quant à la *pathogénie* de la méralgie paresthésique : *Roth* l'a attribuée à des troubles de congestion veineuse autour du fémoro-cutané, d'où sa compression, *Bernhardt* l'a considérée comme une névrite (infectieuse ou toxique). *Dopter* qui dans sa thèse inaugurale (1896) s'était prononcé en faveur de l'hypothèse de *Roth* en admettant, à côté de la compression ou de l'irritation (*Devic*) du nerf, encore sa tension possible pouvant en déterminer le tiraillement, incline à présent plutôt du côté de la théorie de *Bernhardt*. Seulement, comme *Brisard*, il est d'avis qu'il faut la considérer comme une « névrite ordinaire relevant des causes banales des névrites en général, causes secondées et renforcées par la « superficialité » du nerf et son exposition aux traumatismes et au froid » (*Brisard*). « En somme, la théorie névritique doit conquérir actuellement tous les suffrages » (*Dopter*, p. 337).

Sans nous arrêter à la marche, au pronostic et au diagnostic de la névralgie paresthésique comme ne se rapportant pas à notre sujet, disons seulement que, en ce qui concerne le traitement, dans ces derniers temps, dans 3 cas (2 de *Chipault* et 1 de *Souques* opéré par *Mauclaire*), on a réséqué le nerf fémoro-cutané : guérison complète, quoique ne survenant pas immédiatement après l'opération ; toutefois les troubles finissent tout de même par disparaître. Aussi le « traitement chirurgical est... de mise et doit être conseillé dans tous les cas où l'acuité des phénomènes douloureux acquiert une grande intensité » (*Dopter*, p. 339).

BARDEURS. — V. *Porteurs de briques.*

BATTEURS DE TAPIS

L'observation suivante de *Reinhardt* citée par *Bernhardt* (9, p. 335) et *Oppenheim* (73, p. 329) où il s'agit d'une paralysie du nerf médian, est trop peu explicite pour que nous puissions la ranger dans l'un ou l'autre type. Nous la rapportons tout simplement pour ne rien omettre de ce qui concerne les névrites professionnelles :

OBS. I. — Homme de 19 ans, soulevait et battait des tapis lourds. Lésions notables du nerf médian. Troubles moteurs, sensitifs et trophiques.

BICYCLISTES

A proprement parler, le bicyclisme ne constitue pas une profession. Chacun de nous peut, de temps en temps, faire des courses en bicyclette, sans pour cela devenir un bicycliste professionnel, un recorder. Mais, à n'en pas douter, si cela n'existe encore que rarement, il n'en sera pas ainsi dans un avenir plus ou moins prochain. Même de nos jours et en Europe, nous voyons déjà les rues sillonnées d'un grand nombre relatif d'individus pour lesquels le bicyclisme tend à devenir une profession, par exemple les facteurs de postes, les commissionnaires, etc.

Nous possédons jusqu'à présent seulement 5 observations de névrite chez des bicyclistes; dans tous ces cas la cause déterminante, c'est la compression exercée par le guidon soit sur le cubital [*Destot* (21), *Huet* (56) et *Simpson* (cité par *Destot*)], soit sur le radial [*Kirchgaesser*, cité par *Steiner* (105)]. Quant au cas de *Frederick T. Simpson* (100 a), l'auteur dit seulement que l'on avait à faire à une polynévrite, sans spécifier sur quels nerfs a porté la compression. *Destot* attribue aussi une certaine influence au surmenage. Il faut avouer que les observations sont trop laconiques et ne permettent point de se faire une idée bien nette de toutes les causes efficientes et du mécanisme de leur action.

Voici ces observations.

Obs. II [*Destot* (21)]. — Chez un homme ayant fait une longue course en bicyclette, il est survenu, à la main gauche, de la paresthésie de l'annulaire et du petit doigt (sensation de picotement et de contracture); les interosseux, les lombricaux et l'adducteur du pouce sont devenus parésiés, avec atrophie manifeste consécutive. La cause de ces troubles, c'est la compression par la manette du guidon du n. cubital au niveau du pisiforme (branches palmaires profondes et superficielles). Causes prédisposantes : obliquité de la manette, surmenage.

L'auteur résume en quelques mots l'observation suivante de *Simpson* :

Obs. III. — Jeune homme non entraîné; névrite du nerf cubital avec atrophie consécutive des muscles de la main dans le domaine de ce nerf, à la suite d'une course forcée de bicyclette.

L'indication bibliographique donnée par *Destot (New-York médical Journal, 1896, n° 3)* est inexacte, et toutes nos recherches sont restées infructueuses. Nous avons trouvé l'observation suivante de *Frederick T. Simpson* (100 a) qui, à première vue, n'a rien de commun avec celle résumée par *Destot* :

Obs. IV. — Homme de 26 ans, teneur de livres, fit le 31 août 1895 une course de bicyclette de 50 lieues (anglaises). C'était sa première longue course. Le chemin était inégal et montagneux ; fatigue extrême et refroidissement. Polynévrite se développant en 2 semaines dont il faut rendre responsable, d'après l'auteur, la course forcée de bicyclette.

Voici les quelques mots que *Huet* (56) dit à propos du cas suivant observé dans le service de *Raymond* :

Obs. V. — Il s'agit d'un bicycliste qui avait subi une compression au niveau du poignet. Les troubles sensitifs et moteurs survenus chez lui, étaient limités exclusivement au territoire innervé par le cubital de la main.

Rapportons enfin l'observation de *Kirchgaesser* [cité par *J. Steiner* (105)] :

Obs. VI. — Homme très nerveux, ayant fait, avec pneumos très pleins et sur un pavé inégal, une course de bicyclette en comprimant fortement la manette du guidon. Le lendemain, douleurs intenses et parésie de tout le membre supérieur droit : herpès très accusé au bras, à l'avant-bras et à la face dorsale de la main, juste dans le domaine du radial, paresthésie cutanée et parésie des muscles innervés par ce nerf. Guérison après quelques semaines.

Il est assez probable que, dans ce dernier cas, l'intensité et l'étendue des troubles s'expliquent par l'état très nerveux du sujet.

BISAUTEURS DE GLACES

L'observation suivante rapportée par *Ballet* (3, p. 221) appartient au type A : l'outil dont se servit le malade, appuyait sur l'éminence thénar et hypothénar, d'où névrite par compression de la branche palmaire profonde du cubital et durillons professionnels.

Obs. VII. — Homme de 31 ans, anesthésie des 3 premiers doigts, atrophie de l'adducteur du pouce et des interosseux (très accusée pour les 1ers interosseux, les 2e et 3e dorsal, moins prononcée pour les 2e et 3e palmaires et 3e et 4e dorsaux), l'atrophie diminue au fur et à mesure que l'on se rapproche du bord cubital ; pas de griffe des interosseux (atrophie incomplète) ; les muscles des éminences thénar et hypothénar étaient respectés.

Les muscles intéressés sont innervés par la branche palmaire profonde ou musculaire du cubital. Le siège de la lésion est au-dessous de la bifurcation de la branche palmaire en superficielle (cutanée) et profonde (musculaire). En effet, les troubles sensitifs dans la sphère du cubital font complètement défaut. La lésion est localisée au-dessous du point d'où se détachent les filets innervant les muscles de l'éminence hypothénar (intacts) et au-dessus du point d'où partent les nerfs interosseux.

Il y a 6 mois, atrophie de l'adducteur du pouce ; interruption du travail, disparition des troubles ; reprise du travail depuis 18 mois, réapparition progressive de l'atrophie.

Névrite interstitielle du cubital. Causes prédisposantes, alcoolisme : anesthésie des branches cutanées de médian (à peu près), lésion au voisinage du pli du coude. Durillons professionnels.

BLANCHISSEUSES

Dans cet article nous rapportons les observations de *Dufour* [cité par *Rendu*, *Revue de médecine*, 1886, p. 137 ; v. *Duval* et *Guillain* (26, p. 178)] et de *Vulpian*

(116). Ces deux observations appartiennent au type *B* : La compression du nerf et la névrite consécutive sont dues à ce que les blanchisseuses portaient sur les épaules (*Dufour*) ou sur l'épaule et le bras droits (*Vulpian*) un paquet de linge mouillé. Nous aurons encore à traiter dans cet article l'*épicondylalgie* étudiée pour la première fois par *Bernhardt* (10) et bien décrite par *Féré* (33). De plus, nous aurons aussi à décrire une sorte de paresthésie, décrite aussi par *Bernhardt* (7) et rappelant, à s'y méprendre, la méralgie paresthésique du même auteur (v. article *Avocats*), à cette exception près qu'elle occupe les membres supérieurs.

Voici les observations :

Obs. VIII (*Dufour*). — Il s'agit d'une blanchisseuse qui eut une paralysie radiculaire du plexus brachial après avoir porté sur les épaules un paquet de linge mouillé.

Dufour considère ce cas comme une paralysie à *frigore*. Nous nous rallions complètement à l'opinion de *Duval* et *Guillain* qu'il s'agit plutôt d'une paralysie par tiraillements. Du reste nous nous sommes déjà longuement expliquée sur ce cas dans le chapitre sur l'étiologie auquel nous renvoyons pour plus de détails.

Obs. IX (*Vulpian*). — Femme de 25 ans, lavait à la rivière toute la journée, et le soir en rentrant chez elle, elle porta sur l'épaule et le bras droits un paquet de linge mouillé. Le lendemain matin elle ressentit dans le bras, l'avant-bras et la main droits des élancements douloureux ; en outre, engourdissement, fourmillements et paralysie presque complète du petit doigt et de l'annulaire. Certain degré d'anesthésie On trouve des points douloureux à la pression siégeant au milieu du bras à sa face postérieure. Diagnostic : Paralysie cubitale droite avec névrite consécutive. Traitement : Faradisation quotidienne des muscles atrophiés. Après 4 mois de traitement la paralysie a presque complètement disparu. Mais les élancements douloureux, les points sensibles à la pression et un certain degré d'anesthésie persistent. De plus, augmentation manifeste de volume du cubital au-dessus de l'épitrochlée.

Passons maintenant à l'étude des troubles sensitifs que l'on rencontre dans un grand nombre de professions, parmi lesquelles celle des blanchisseuses. Commençons par les paresthésies décrites par *Bernhardt* (7), d'après 17 cas personnels, dont 13 femmes et 4 hommes.

Il s'agit de troubles sensitifs subjectifs dans les mains et les doigts; ils sont permanents, mais s'exacerbent par accès. Les malades se plaignent de doigts morts, d'engourdissement, de fourmillements, comme si les doigts étaient trop épais, comme s'ils allaient éclater. Souvent les mains et les avant-bras sont également atteints. La douleur surtout accusée la nuit, parfois réveillant le malade, peut s'étendre jusqu'au bras et même jusqu'à l'épaule. Dans la majorité des cas (25 femmes et 3 hommes) les mains et les doigts de deux côtés sont atteints, parfois les troubles sont unilatéraux (10 fois à droite et 9 fois à gauche, dont 8 femmes et un homme). Chez 2 femmes on a noté aussi des paresthésies aux membres inférieurs. Quelquefois les troubles occupent seulement des segments de doigts ou des doigts isolés. Le plus souvent, ils siègent dans le domaine du médian, mais ordinairement ils ne sont pas localisés à des nerfs isolés. Pas de points douloureux sur le trajet des nerfs. Pas de troubles objectifs de la sensibilité, pas d'atrophie, pas de paralysie, ni parésie, pas RD., pas de rougeur, ni œdème, etc. Ces troubles surviennent surtout de 30 à 60 ans (12 fois de 40 à 50 et 13 fois de 50 à 60) ; au-dessus de 60 ans ils n'ont été observés que dans six cas.

Parmi les causes de ces troubles (ménopause, anémie, cachexie, grossesse, suite de couches, etc.), relevons le *surmenage* (couturières, repasseuses) et le passage brusque de l'eau chaude à l'eau froide et réciproquement (blanchisseuses, femmes de ménage).

L'absence de points douloureux à la pression sur le trajet des nerfs fait rejeter à l'auteur la névrite. Nous ne croyons pas pouvoir être si catégorique. La névrite n'est nullement à exclure complètement, surtout si l'on se rappelle que le tableau symptomatique ressemble beaucoup à celui de la méralgie paresthésique où l'existence de la névrite est incontestable : or, nous avons déjà rappelé (v. *Avocats*) que le fémoro-cutané n'était douloureux à la pression que dans quatre cas. La seule chose qui, d'après nous, milite contre la névrite, c'est l'absence de toute localisation des troubles à des nerfs isolés. Quoi qu'il en soit, dans le doute nous avons cru nécessaire de rappeler ici ce mémoire de *Bernhardt* (7) qui est peu connu en France.

Abordons maintenant l'étude de l'*épicondylalgie*. Ici nous pouvons être plus brève et nous renvoyons pour les détails au mémoire de *Féré* (33). Chemin faisant nous rapporterons les observations qui concernent des blanchisseuses.

Il s'agit de douleurs spontanées ou à la pression de l'épicondyle de l'humérus, parfois aussi de la tête du radius, surtout à droite (dans les deux tiers des cas d'après *Féré*, 20 fois sur 30 cas personnels de *Bern-*

hardt). Pas de douleurs sur le trajet des nerfs de l'avant-bras. Pas de névralgie, mais « une algie prédominant notablement à l'épicondyle. Une fois provoquée, elle persiste même en dehors de l'exercice (à l'encontre des névroses professionnelles) » (*Féré*). La sensibilité à la pression paraît constante. Voici la marche de l'affection : endolorissement vague, puis (le lendemain ou après quelques heures) douleurs spontanées à la région externe et supérieure de l'avant bras s'exacerbant au moindre mouvement et rendant impossible tout exercice professionnel. Pas d'autres troubles sensitifs, pas d'atrophie, pas RD.

L'épicondylalgie se manifeste dans toutes les professions qui mettent en jeu les muscles épicondyliens (maçons, menuisiers, violonistes, cordonniers, boulangers, etc.). La cause est dans le surmenage des muscles extenseurs des mains et des doigts (*Bernhardt*). Le siège probable de la douleur est dans les muscles au niveau de leur insertion fixe. La douleur est provoquée par la distension des fibres musculaire et tendineuse (rupture). *Bernhardt* se demande si le traumatisme et le refroidissement ne joueraient un certain rôle. Nous rejetons complètement l'influence du froid. Mais le traumatisme, la distension des fibres musculaires et tendineuses sont non douteux. Ne pourrait-on songer aussi à la distension des filets nerveux intra-musculaires tiraillés dans les professions où l'on rencontre l'épicondylalgie? En tout cas cette manière de voir nous semble assez légitime.

Remak [*Eulenburg's Realencyclopædie*, IIIe édit.,

Bd. III, p. 270 ; cité par *Bernhardt* (10, p. 16)] a observé l'épicondylalgie chez des blanchisseuses. *Féré* en rapporte plusieurs cas ayant trait à des femmes ou à des hommes travaillant dans la buanderie de Bicêtre. Les voici en résumé :

Obs. X. — 4 hommes ayant étendu de grandes pièces de linge et 1 femme ayant brossé et lavé à la brosse soi-disant dans un courant d'air. Douleurs prédominant sur l'épicondyle et les muscles s'y insérant, à savoir, les deux radiaux externes, l'extenseur commun, l'extenseur propre du petit doigt (extension directe de la main) et le cubital postérieur (extension avec abduction). Le long supinateur n'est pris qu'exceptionnellement.

Obs. XI. — 2 hommes et une femme ayant porté sur les avant-bras fléchis en supination de fortes charges de linge. Dans ces cas les douleurs ne prédominaient plus à l'épicondyle, mais à la partie antérieure de l'articulation du coude, du côté radial et au niveau du ligament latéral externe et du ligament annulaire de l'articulation radio-cubitale (insertion du court supinateur). Par suite des charges trop lourdes que les malades avaient à porter, les douleurs se sont déclarées assez brusquement.

BONNES D'ENFANTS

L'observation LXXX de *Duchenne* (23, p. 502-504) concerne trois femmes, dont deux bonnes d'enfants. Ces femmes, au moment de l'examen, étaient atteintes d'atrophie musculaire progressive. Mais il est à présumer que la cause provocatrice de cette affection était dans ce qu'elles avaient porté pendant un temps très long de lourds fardeaux sur les bras. La paralysie des muscles de la ceinture scapulo-humérale peut donc, jusqu'à un certain degré, être assimilée à celle par névrite professionnelle.

C'est pourquoi, nous rapportons ici en quelques mots une partie de cette observation qui peut être rangée dans le type *A*.

Obs. XII. — Deux bonnes d'enfants avaient porté, alors qu'elles étaient très jeunes, pendant des journées entières des enfants sur leurs bras. Elles présentaient de chaque côté le grand dentelé, le trapèze et le rhomboïde paralysés.

On peut rapprocher de cette observation l'observation XX de *Huet*, *Duval* et *Guillain* (57). La voici :

Obs. XIII. — Femme de 44 ans, porte habituellement au bout des bras des paniers très lourds (25 à 30 kilogr.).

En janvier 1900 on constate : douleurs au niveau de l'épaule avec irradiation jusqu'au bord inférieur du bras. Après trois semaines, cessation des douleurs et apparition d'une paralysie radiculaire supérieure du plexus brachial (paralysie type *Erb-Duchenne*) : RD. du deltoïde, RDP. du biceps et du brachial antérieur, trace de RD. dans le long supinateur. Dans ce cas il s'agissait de tiraillement du plexus, de distension radiculaire.

BOUCHERS

Cette observation de *Bernhardt* (6, obs. III, p. 383) se rapporte au type *B* : elle ne diffère en rien de la paralysie rencontrée chez des porteurs de briques, des déchargeurs de charbon, etc., à part qu'elle est beaucoup plus localisée (paralysie isolée du gr. dentelé).

Obs. XIV. — Homme de 22 ans, boucher, ayant l'habitude de porter toujours sur l'épaule gauche des paniers d'osier remplis de viande. Petit à petit, depuis des semaines, difficulté de soulever le bras gauche ; pas de traumatisme, pas de douleurs. Impossibilité d'élever le bras au-dessus de l'horizontale. Déviation de l'omoplate même au repos.

Souques (103, p. 317) attire l'attention sur ce cas qui

fait exception à la règle, d'après laquelle la paralysie isolée du grand dentelé qui ne survient que chez les hommes adonnés à des travaux pénibles, siège toujours du côté droit. Cette exception n'est qu'apparente. Le malade de *Bernhardt* ayant eu l'habitude de porter les fardeaux sur l'épaule *gauche*, c'est donc de ce côté qu'étaient la fatigue, le surmenage et la compression. « Elle a même, à notre avis, une valeur confirmative, comme l'aphasie, dans une hémiplégie gauche, chez un un gaucher, confirme la loi de Bouillaud-Broca. » Un cas plus intéressant encore est signalé par *Gowers* (48, I, p. 59). Nous le rapportons ici quoique, par suite d'absence de toute indication de la profession du malade, nous ignorions s'il s'agit ou non d'un boucher :

Obs. XV. — Un homme fut atteint de paralysie du grand dentelé droit, après avoir porté de lourds fardeaux sur l'épaule *droite* ; il les porta alors sur l'épaule *gauche* : le grand dentelé *gauche* fut pris à son tour.

Ce cas confirme pleinement l'hypothèse émise par *Souques* sur l'origine traumatique constante (brusque, apoplectiforme ou lente, graduelle) de la paralysie isolée du grand dentelé.

BOULANGERS

L'observation de *Huet* et *Guillain* (56) dont il fut déjà question à plusieurs reprises dans la première partie de notre travail, présente un cas appartenant au type A. Les développements dans lesquels nous sommes entrée plusieurs fois à son sujet, nous dispensent de nous y arrêter de nouveau. Nous renvoyons à la première partie pour toutes les déductions que suggère ce cas intéressant.

Obs. XVI. — Homme de 37 ans, boulanger, atteint de névrite de tout le cubital droit datant de deux mois et demi. Engourdissement du cinquième et de la moitié interne du quatrième doigts, du bord interne et de la partie cubitale de la paume et du dos de la main droite. Hypoesthésie douloureuse et tactile ; sensibilité thermique conservée. Muscles de la main et de l'avant-bras innervés par le cubital parésiés : Adduction faible de la main fléchie sur l'avant-bras ; opposition incomplète du cinquième doigt au pouce ; affaiblissement des mouvements de rapprochement et d'écartement des doigts, d'adduction du pouce, d'extension des deux dernières phalanges des doigts et de flexion des premières phalanges ; flexion des phalangettes des doigts très faible au cinquième doigt, meilleure au quatrième et forte aux autres doigts. Force dynamométrique : 20 kilogr. à droite, 38 kilogr. à gauche. Légère atrophie des muscles parésiés. RD. dans tout le domaine du cubital droit à l'avant-bras et à la main. Les muscles innervés par le médian sont normaux, excepté le court fléchisseur du pouce (double innervation : cubital et médian) dans lequel on dénote une diminution de l'excitabilité galvanique et faradique sans modifications qualitatives. Amélioration notable.

La cause de cette névrite réside dans les compressions répétées subies par le cubital droit pendant le travail. L'ouvrier pétrit la pâte et donne la forme au pain : chaque jour sur un grand nombre de *pains fendus*, il divise la pâte et pratique dans les pains une fente longitudinale à l'aide du bord cubital de la main et de l'avant-bras et même de la face interne du bras, pour des pains un peu longs. Pour accomplir ce travail, il doit appuyer assez fortement et amener le bras, l'avant-bras et la main presque au contact de la planche sur laquelle repose la pâte.

Si ces névrites sont rares, cela tient à ce que beaucoup d'ouvriers divisent la pâte avec le dos de l'avant-bras et les muscles de la main gauche appuyés sur la face palmaire du poignet et de l'avant-bras droits, de sorte que le nerf cubital n'est pas exposé à la compression.

Il est à remarquer que dans ce cas RD. était observée dans les muscles fortement parésiés, mais non paralysés. De plus, la compression s'exerçait sur tout le trajet du nerf cubital, mais principalement au niveau de la gouttière épitrochléenne.

Les auteurs rapportent que, il y a deux ans à la consultation de la Salpêtrière, un cas semblable fut observé chez un ouvrier boulanger travaillant dans les mêmes conditions.

Pour les phénomènes de méralgie paresthésique observée chez les boulangers [*Brisard* (12) et *Dopter* (21 a, p. 335)], v. *Avocats*. Quant à l'épicondylalgie notée chez ces ouvriers [*Bernhardt* (10) et *Féré* (33)], v. *Blanchisseuses*.

BRIQUETIERS

Dans l'observation de *Gerulanos* (15) nous avons affaire à une paralysie radiale par compression brusque et violente du triceps brachial. Nous avons déjà donné dans le chapitre sur la pathogénie le résumé des observations d'*Oppenheim* (13) et de *Gowers* (48) se rapportant à cette même variété de paralysie radiale, ainsi que les recherches cadavériques de *Gerulanos* pour en élucider le mécanisme. Ici nous rapporterons seulement l'observation de *Gerulanos* qui a provoqué ces recherches.

Nul doute que ce cas appartient au type *B*; la paralysie radiale est bien survenue pendant l'accomplissement du travail, elle est donc professionnelle, mais la cause provocatrice de cette paralysie (choc de la pelle contre un objet dur) n'a rien de spécifique pour le métier de briquetier.

Obs. XVII. — Homme de 42 ans, briquetier. Vers le commencement de novembre 1896, il est survenu chez lui une paralysie brusque du membre supérieur droit après que la pelle enfoncée énergiquement dans le sol, avait heurté un objet dur. Le malade a laissé immédiatement tomber la pelle et fut obligé de cesser tout travail. Pas de lésion d'aucune nature. A l'examen pratiqué trois semaines plus tard (le 28 novembre) : paralysie de l'extenseur commun des doigts, de l'extenseur de l'index, de l'extenseur du petit doigt, du court et du long extenseur du pouce, du long abducteur du pouce, du long et court supinateurs. Pas RD. Pas de troubles sensitifs. Diagnostic : Paralysie radiale par contraction énergique du triceps brachial ; cette paralysie intéresse tout le radial, à l'exception du rameau musculo-cutané. Légère amélioration après quatre semaines de traitement (faradisation, bains, massage, exercice). Quatre mois plus tard, amélioration considérable, mais non guérison complète.

Le sujet était vigoureux ; léger alcoolisme, pas de syphilis.

BROSSIERS

L'observation de *Duchenne* (22, p. 73, note) se rapporte-t-elle au type *A* ou *B* ? Il est assez difficile de se prononcer là-dessus, l'observation très laconique ne permettant pas de décider si la paralysie associée du grand dentelé et du trapèze dépend ou non des manipulations spéciales au métier des brossiers. Nous nous contenterons donc de transcrire tout ce que dit *Duchenne* à cet égard :

Obs. XVIII. — Vergalet, brossier, âgé de 34 ans : atrophie du grand dentelé, du tiers inférieur et d'une grande partie du tiers moyen du trapèze droits, par abus de travail (rédigé en 1855, première édition de l'*Electrisation localisée*).

BUREAUCRATES

On a observé chez eux les phénomènes de la méralgie

paresthésique [*Brisard* (12) et *Dopter* (21 a)]. Pour les détails, voir *Avocats.*

CAPITAINES DE VAISSEAU

Même remarque que pour la profession précédente. Seulement chez les capitaines de vaisseau la méralgie paresthésique peut à juste titre être considérée comme une névrite professionnelle, quoiqu'appartenant au type *B.*

CHAPELIERS

Nous possédons, d'une part, des observations appartenant au *type A*, à savoir, celles concernant la paralysie des terminaisons périphériques du cubital dont parle *Bernhardt* (9, p. 313) et l'observation I de *Schaefer* (95) : ce qui démontre bien la spécificité de ces troubles, c'est que, d'après *Schaefer*, tous les chapeliers-repasseurs sont atteints à un degré plus ou moins accusé de cette affection. En effet, celle-ci est due à la compression exercée par le manche du fer à repasser sur les petits muscles de la main ou sur les petits filets nerveux du cubital dont ils dépendent.

D'autre part, dans l'observation XX de *Vierhordt* [*Neurologisches Centralblatt*, 1882 ; cité par *Secrétan* (97, p. 28-29)], la paralysie radiculaire du plexus brachial survenue chez une chapelière, est due à ce qu'elle portait de lourdes formes sur l'avant-bras gauche. La paralysie *Erb-Duchenne* notée dans ce cas, est à peu près la même que celle observée chez les bardeurs, chez les déchargeurs de charbon : elle appartient au type *B.*

Rappelons d'abord l'observation de *Schaefer* (95, obs. I) :

OBS. XIX. — Homme de 26 ans, chapelier-repasseur à partir

de l'âge de 18 ans (se sert du fer à repasser Boujé). Il travaille ordinairement de 7 heures du matin jusqu'à 8 heures du soir (1 heure pour le dîner et à une demi-heure pour le déjeuner et le souper). Mais parfois le travail dure jusqu'à 16 heures par 24 heures. Attitude incommode pendant le travail ; il est penché, l'épaule droite plus abaissée que la gauche, et le coude droit accolé au corps. Température surchauffée. Fibrilles de feutre voltigeant dans l'air. Il y a un an, fourmillements au coude droit s'irradiant au petit doigt et ensuite à toute l'extrémité supérieure qui devient engourdie et anesthésiée ; remplacement graduel des fourmillements par douleurs sourdes, occupant surtout le petit doigt et l'annulaire. Ces douleurs deviennent de plus en plus fréquentes, et 6 mois après le début, il survient de la raideur, de l'engourdissement et de la faiblesse de la main droite qui se fatigue facilement. La main droite est plus amincie que la gauche (21 c.5 de circonférence à droite contre 24 à gauche) ; bord cubital convexe à gauche, rectiligne à droite, éminence hypothénar droite excavée, éminence thénar droite molle et flasque, excavée ; interosseux dorsaux atrophiés. Mouvements des doigts difficiles. Poignée de main plus faible à droite ; le petit doigt droit et l'annulaire froids et cyanosés, presque complètement anesthésiés. Pas de douleur à la pression des troncs nerveux Epaississement du cubital au niveau de son passage dans la gouttière épitrochléenne droite. Hypoexcitabilité très accusée du cubital droit à la galvanisation et à la faradisation ; excitation électrique directe, galvanique et faradique, abolie dans les muscles de l'éminence hypothénar, les interosseux et l'adducteur du pouce droits ; les courants forts provoquent des contractions dans les muscles innervés par le médian. L'opposant et le court fléchisseur du pouce réagissent mal à la faradisation et se contractent lentement à la galvanisation.

Diagnostic : névrite et périnévrite du cubital droit intéressant les rameaux dorsal, palmaires superficiels et profonds. Le malade peut encore exécuter les mouvements nécessaires pour donner une chiquenaude, ce qui est dû à ce que les lombricaux I et II innervés par le médian, sont restés intacts. L'absence de rides sur l'éminence hypothénar droite indique la paralysie du court palmaire : quant à la paralysie et à RD. de l'opposant et du court fléchisseur du pouce, elles sont causées par l'atrophie des muscles, par suite de la compression qu'ils avaient subie. La névrite débuta par les terminaisons périphériques du cubital comprimées par le fer à repasser.

Il est à remarquer que *Bernhardt* (9, p. 313) signale la paralysie du cubital provoquée chez les chapeliers par suite du surmenage professionnel des petits muscles de la main ou de la pression exercée directement pendant le travail sur les terminaisons nerveuses ou les petits muscles.

Quant à l'observation de *Vierhordt* (obs. XX) qui appartient au *type B*, la voici d'après *Secrétan* (97 p. 28-29).

Obs. XX. — Femme de 36 ans, s'occupant depuis 1871 de chapelerie. Elle porte toujours de lourdes formes sur l'avant-bras gauche et s'assied habituellement auprès d'une fenêtre donnant un courant d'air. Depuis 1876 elle éprouve des difficultés à porter ces formes. Faiblesse et sensation de plénitude dans le bras gauche. Douleurs lancinantes profondes après effort. Le bras commence à maigrir, et l'état s'aggrave au point que, dans l'hiver 1877-78, elle ne peut plus soulever le bras sans appui. Etat stationnaire depuis 1880. A l'examen pratiqué la même année : paralysie du deltoïde, du sous-épineux, du biceps, du brachial antérieur et du long supinateur gauches. Lésions du trapèze à gauche. Les muscles flasques sont nettement atrophiés et donnent RD. Nombreuses secousses fibrillaires, pas de trouble de la sensibilité.

CHARPENTIERS

Des 5 observations que nous allons rapporter, les quatre premières ont trait à la paralysie du grand dentelé provoquée chez des charpentiers par la compression du nerf du grand dentelé par les poutres portées sur l'épaule. Cette paralysie du grand dentelé peut chez les charpentiers être considérée presque comme spécifique : nous ne nous tromperons donc pas beaucoup en la rangeant parmi celles du type *A*. Quant à l'observation VI de *Schaefer* (95), elle se rapporte plutôt au type *B* : le maniement du mouve-chaux et de la bêche est plutôt spécifique pour les maçons.

Voici les observations trouvées par nous. La première appartient à *Morstadt* (68 obs. III).

Obs. XXI. — Homme de 37 ans, charpentier, portait souvent sur l'épaule des poutres lourdes. Surmenage le 10 septembre ; le 12 septembre, avant midi, porte encore des poutres. Mais l'après midi, ressent de la difficulté à le faire ; affaiblissement progressif allant jusqu'à l'inaptitude complète au travail. Pas de douleurs. Élève le bras droit presque jusqu'à la verticale, quoique difficilement. Atrophie très accusée du grand dentelé droit (digitations disparue). En revanche, grand dorsal, grand pectoral, faisceau antérieur du deltoïde, rhomboïde, trapèze et surtout grand rond un peu hypertrophiés. RD. du grand dentelé droit.

La deuxième observation appartient à *Poore* (78).

Obs. XXII. — Homme de 43 ans, charpentier. En déchargeant un wagon de bois de charpente, s'est surmené le membre supérieur droit. Le soir du même jour (19 mai 1874) douleurs intenses à la main, sensations douloureuses au pouce et à l'index droits. Le 21 juillet pas de paralysie, mais douleurs intenses, surtout pendant la contraction d'un muscle quelconque du bras. Plexus brachial au creux axillaire nettement sensible à la pression ; le médian l'est aussi au coude. Congestion et transpiration anormales de la main. Pas RD. Mouvements du membre supérieur droit douloureux, surtout ceux qui intéressent le grand dentelé. Cinq séances de galvanisation firent disparaître les douleurs. Pendant tout le mois de juillet il n'y avait pas de paralysie du grand dentelé. Douleurs revenues le 17 août, et le 26 août paralysie nette du grand dentelé. Angle inférieur de l'omoplate un peu rapproché de la colonne vertébrale. RD. du grand dentelé droit dont les digitations ont disparu. Amélioration : grand dentelé resté paralysé, mais le rhomboïde et le trapèze l'ont remplacé.

Diagnostic : Névrite subaiguë du plexus brachial droit.

La troisième observation est celle de *Wiesner* (120, obs. I).

OBS. XXIII. — Homme de 24 ans, charpentier. Depuis l'âge de 17 ans portait sur l'épaule de lourdes poutres. A 20 ans douleurs dans la fosse sus claviculaire droite; elles ont apparu la nuit après surmenage et ont persisté pendant 2 ans. Après ce laps de temps diminution des forces du bras droit et en fin de compte impossibilité de l'élever au-dessus de l'horizontale. C'est alors qu'il se mit à porter les poutres sur l'épaule gauche; même phénomène (mais sans douleur) de ce côté. Atrophie complète des deux grands dentelés; omoplates en forme d'ailes. Excitabilité électrique (galvanique et faradique) du nerf du grand dentelé nulle à droite et à peine perceptible à gauche. Vésicatoires et électricité sans effet aucun. Le malade fut envoyé à Wildbad.

Cette observation confirme pleinement l'opinion émise par *Souques* (103, p. 317) sur la pathogénie de la paralysie isolée du grand dentelé. Elle est, sous ce rapport, identique à celle de *Gowers* (v. *Bouchers*, obs. XV).

La quatrième observation est rapportée en quelques mots par *Rieder* (90).

OBS. XXIV. — Il s'agit d'un charpentier chez lequel est survenue la paralysie du grand dentelé, causée par la compression exercée par les poutres qu'il portait sur l'épaule.

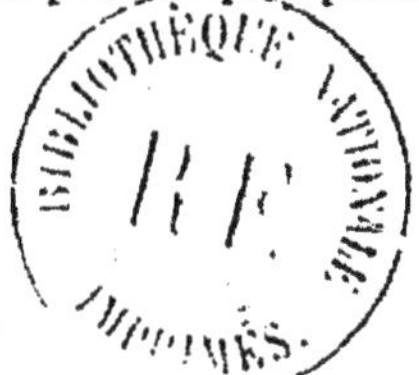

Enfin voici l'obs. VI de *Schaefer* (95).

Obs. XXV. — Homme de 46 ans, charpentier. Maniait le mouve-chaux et la bêche 10 heures par jour pendant l'été et 8 heures pendant l'hiver. Depuis 4 semaines, engourdissement et fourmillements de la partie cubitale de la main droite et faiblesse des 4 derniers doigts droits. Paralysie des interosseux droits ; pas RD., ni troubles sensitifs.

Quant à l'observation XI de *Ianzer* (58) concernant un ouvrier de 51 ans, charpentier et depuis 8 ans colleur d'affiches chez lequel il est survenu une hémiparésie droite, nous la considérons comme très douteuse. En effet, ce malade était un alcoolique avéré. Il est donc probable que les troubles observés chez lui sont plutôt dus à l'éthylisme (peut-être même à une légère hémorrhagie cérébrale par suite de l'artério-sclérose ?).

Pour l'épicondylalgie notée chez les charpentiers [*Bernhardt* (10) et *Remak* (*Eulenburg's Realencyclopaedie der medicinischen Wissenschaften*, III éd., Bd. III, p. 270; cité par *Bernhardt* (10), et *Féré* (33)], voir *Blanchisseuses*.

CHAUDRONNIERS

Cette observation de *Souques* et *Duval* (104) se rapporte au type A. Elle est intéressante en ce qu'elle projette de la lumière sur le mécanisme si discuté de la paralysie isolée ou associée du grand dentelé, dont il était question dans le chapitre sur la pathogénie.

Obs. XXVI. — Homme de 45 ans, chaudronnier, travaillant depuis 13 ans à la grosse chaudronnerie. Le 3 août 1896 il soulevait avec six camarades un fonds de chaudière du poids de 500 à 600 kilogr. Les ouvriers se placent d'un seul côté, sur une seule ligne. L'ouvrage s'accomplit en deux temps : dans le *premier* la pièce est élevée jusqu'à mi-cuisse à peu près; dans le *second* temps, les ouvriers déplacent les mains, les retournent pour mettre le fond de la chaudière complètement debout, c'est-à-dire, ils poussent, dans ce 2e temps, l'objet de bas en haut et d'arrière en avant jusqu'à ce qu'il soit droit et puisse rouler. Grande force à développer ; le 2e temps surtout exige la contraction synergique forte et prolongée du grand dentelé, du trapèze et du grand pectoral.

Pendant le 2e temps le malade ressentit des douleurs brusques et assez violentes localisées dans l'espace interpectoro-deltoïde et la fosse sus-épineuse droits; en même temps, impossibilité d'élever le bras au-dessus de l'horizontale. Cessation de tout travail le 5 août. A la fin de ce mois paralysie du grand dentelé et des deux tiers inférieurs du trapèze. RD. du grand dentelé, diminution de l'excitabilité électrique, sans changements qualitatifs, dans les deux tiers inférieurs du trapèze (p. 420-425).

Les auteurs rappellent que le trapèze se divise en trois portions (supérieure, moyenne et inférieure) dont la première reçoit une innervation spéciale. La portion supérieure (correspondant à la portion postérieure du mastoïdien-huméral et au trapèze supérieur des quadripèdes) est innervée par la branche externe du spinal, tandis que les parties moyenne et inférieure (trapèze inférieur des quadripèdes) sont innervées par le plexus cervical. C'est cette innervation spéciale de la portion supérieure du trapèze qui, d'après *Remak* (*Prager medicinische Wochenschrift*, 1893, cité p. 429. N. B. Nous n'avons trouvé rien à la place indiquée !), explique son intégrité dans la paralysie associée du grand dentelé et du trapèze (p. 430).

La coexistence fréquente de la paralysie du grand dentelé et des deux tiers inférieurs du trapèze s'explique par la synergie fonctionnelle : tous les deux fixent et maintiennent le bord spinal contre les parois du thorax (le premier en le rapprochant de la ligne médiane et le 2e en l'en écartant [contraction simultanée antagoniste!]), ils élèvent l'acromion et portent en dehors et en avant l'angle inférieur de l'omoplate en imprimant à cet os un mouvement de rotation autour de son angle supéro-interne. Cette action synergique, simultanée, est surtout accusée dans l'acte de pousser devant soi un objet lourd ou résistant, c'est-à-dire, dans l'acte de porter l'épaule en avant et en haut (d'après *Duchenne*, le tiers supérieur du grand pectoral y prendrait aussi part). C'est alors que le n. du grand dentelé et les rameaux du trapèze peuvent être tiraillés, d'où paralysie consécutive (p. 431). Plus l'effort musculaire est brusque, plus les tiraillement et la rupture des troncs nerveux sont faciles (*Weir-Mitchell* ; cité p. 432). Aussi cette paralysie est-elle plus fréquente chez l'homme et à droite (effort musculaire plus considérable de ce côté).

En résumé : synergie fonctionnelle du muscle grand dentelé et du trapèze scapulaire, particulièrement dans l'acte de pousser devant soi un corps très lourd et résistant ; contraction musculaire simultanée, violente et brusque, produisant des tiraillements et la compression de leurs nerfs respectifs et, en dernière analyse, la paralysie associée de ces muscles. Cette coexistence fut déjà remarquée par *Duchenne* (El. loc., 2e éd., p. 675 ; cité p. 433) : « Cette portion (adductrice) du trapèze est toujours paralysée ou atrophiée dans la paralysie ou l'atrophie du grand dentelé. C'est du moins ce qui ressort d'une cinquantaine de faits que j'ai recueillis. »

CHEFS DE BAGAGE

Bernhardt [cité par *Schaefer* (95)] a observé chez un chef de bagage la paralysie isolée du nerf sus-scapulaire.

CIGARIERS ET CIGARIÈRES

Nous nous occuperons d'abord d'une affection assez spéciale décrite pour la première fois par *Coester* (19) chez les ouvrières préparant l'intérieur des cigares. Elle débute par des douleurs légères à l'épaule s'étendant ensuite à tout le membre supérieur ; il survient de l'engourdissement, des fourmillements et en fin de compte on note de l'atrophie de certains muscles de la main (interosseux, opposant du petit doigt et adducteur du pouce). Causes : épuisement par surmenage et compression des nerfs par les muscles contractés. Il s'agit donc de troubles professionnels appartenant au type A.

Voici les 4 observations de *Coester* (19, obs. I-IV) :

Obs. XXVII. — Femme de 24 ans, travaille depuis 13 ans, prépare l'intérieur des cigares depuis l'âge de 19 ans. Depuis un an, engourdissement de la musculature de l'épaule et du bras (muscles raides). Douleurs aux muscles du bras et de l'avant-bras le matin et la nuit disparaissant pendant le travail. Sensibilité normale. Pas d'atrophie.

Obs. XXVIII. — Femme de 21 ans; mêmes phénomènes.

Obs. XXIX. — Femme de 37 ans travaillant depuis 13 ans (prépare par jour 800-900 intérieurs de cigares). Depuis un an douleurs à l'épaule, faiblesse surtout accusée à la main et à l'avant-bras droits (aussi manifestes à gauche). Depuis, douleurs, urtication, engourdissement jusqu'au coude, impossibilité d'élever rapidement le bras. Raideur des doigts le matin et douleurs des mains jusqu'aux avant-bras, difficulté d'ouvrir et de fermer le poing (laisse tomber les objets rapidement pris) ; pas de spasme des doigts. La raideur ne s'amende que une heure après le commencement du travail, les douleurs ne réapparaissent intenses que dans l'après-midi. Pas de troubles de la sensibilité, excepté la sensibilité à la pression profonde des adducteurs des pouces. Légère RD.

Obs. XXX. — Femme de 30 ans, travaille pendant 8 ans (800 à 900 intérieurs par jour). Il y a 4 ans. douleurs à l'épaule et au bras, à la main et au poignet. Difficulté à travailler (300 intérieurs par jour à peine). Atrophie des interosseux des trois derniers doigts, ainsi que des éminences thénar et hypothénar, surtout accusée à droite. Paume sensible à la pression profonde (surtout l'adducteur du pouce). Hypoesthésie à la face dorsale des pouces, des index et des médius. Diminution de l'excitabilité électrique, même des muscles de l'avant-bras. Cette hypoexcitabilité électrique est surtout prononcée à droite. Les mêmes muscles sont aussi sensibles à la pression profonde. Faiblesse de la main droite (difficulté d'écrire, de tenir des objets lourds) ; pas de spasmes.

Il est à remarquer que dans tous ces cas le traitement (électricité, massage) amena une amélioration peu accusée.

Rappelons aussi l'observation de *Bernhardt* (7) où les troubles étaient exclusivement sensitifs.

Obs. XXXI. — Il s'agit d'un ouvrier de 31 ans, occupé depuis 17 ans à préparer l'intérieur des cigares. Engourdissement et fourmillements du côté cubital de l'index gauche s'étendant parfois jusqu'au coude ; à droite, paume et tous les doigts douloureux à la pression ; pas d'atrophie, point RD. Motilité normale. Pronostic assez défavorable, à cause des récidives possibles. Traitement : ergot de seigle, phosphore, arsenic, faradisation (pinceau).

Enfin rapportons l'observation d'*E. Remak* (81). Elle est intéressante sous plusieurs rapports. D'une part, elle démontre que des troubles assez semblables à ceux survenus chez les malades de *Coester*, peuvent éclater chez des ouvriers occupés à préparer non l'intérieur, mais la robe des cigares. De plus, elle souligne encore une fois que la profession n'est qu'une cause occasionnelle : les névrites professionnelles ne surviendront que chez des sujets prédisposés (par le tabes dans le cas que nous allons rapporter).

Obs. XXXII. — Homme de 39 ans, cigarier (occupé à couper et à enrouler les robes des cigares et à faire les bouts dont il prépare jusqu'à 600 par jour). Surmenage des trois premiers doigts de la main droite. Tabes. Pas d'incoordination des membres supérieurs. A la main gauche, seulement des troubles sensitifs légers aux bouts des doigts ; à droite, amaigrissement considérable de l'éminence thénar, surtout du court abducteur (impossibilité de fléchir dorsalement la phalangine du pouce) et de l'opposant du pouce ; pas d'atrophie des premiers espaces interosseux, pas de griffe. Impossibilité d'hyper-étendre le bout du pouce et d'opposer le pouce contre la paume de la main. Pseudo-opposition du pouce contre l'index (flexion de la phalange terminale du pouce et des deux dernières phalanges de l'index) ; impossibilité d'opposer le pouce contre les autres doigts. Pas de paralysie, ni atrophie des muscles de l'avant-bras innervés par le médian. Hypalgésie et hypoexcitabilité électrique de muscles de la paume de la main innervés par le médian. RD. des muscles atteints.

Il ne faut pas perdre de vue que les tabétiques sont prédisposés aux névrites (l'auteur cite *Erb*, *F. Müller*, *Bernhardt*, *G. Fischer* [péroniers] et *Strümpell* [membres supérieurs]). Le surmenage des trois premiers doigts de la main droite provoqué par l'accomplissement des manipulations de la profession ne doit être considéré que comme une cause occasionnelle.

CLOUTIERS

Cette observation due à *Secrétan* (97, obs. III, p. 11) non seulement appartient au type B, mais nous ne sommes pas même sûre que nous ayons affaire à une névrite professionnelle proprement dite. Il est, en effet, assez difficile de se représenter nettement dans quelles conditions un cloutier, dans l'exercice de son métier, peut être atteint d'une paralysie radiculaire d'une portion du plexus brachial. Nous la rapportons néanmoins. d'autant plus que c'est la seule qui concerne les cloutiers.

Obs. XXXIII. — Jeune homme de 17 ans, cloutier. Début, il y a 2 mois, par engourdissement du pouce gauche et de l'index. C'est en 14 jours que la paralysie a atteint le degré actuel. A l'examen : paralysie complète du deltoïde, du biceps, du brachial antérieur et du long supinateur, du court supinateur et de tous les muscles de la main et de l'avant-bras innervés par le médian. Tous les autres muscles de l'épaule, du bras et de l'avant-bras sont normaux. Engourdissement dans la zone d'innervation du médian à la main et aux doigts, pas d'anesthésie. RDP. des muscles paralysés, atrophie légère de la main. Le traitement électrique continué pendant 4 mois, a amené la guérison complète.

Diagnostic : névrite d'une portion du plexus brachial de cause inconnue.

COCHERS EN RUSSIE

Les observations rapportées par *Brenner* [Elektrotherapie, Th. II, 1886, p. 162 ; cité par *Bernhardt* (9, p. 356) et par *Grasset* et *Rauzier* (49, p. 312)] sont plutôt du *type A* ; elles sont rapportées d'une manière par trop peu explicite pour que nous puissions être plus affirmative.

Obs. XXXIV. — A St-Pétersbourg les cochers russes s'endorment la guide fortement serrée autour du bras. Il en résulte chez eux une paralysie radiale.

On peut rapprocher de ces observations les paralysies

radiales rencontrées chez les prisonniers qui, en Russie, sont maintenus par des chaînes rapprochant les bras en arrière. *Bernhardt* [(*Vierteljahrsschrift für gerichtliche Medicin*, 1882, N. F., XXXVI, fasc. 2, p. 256 ; cité par *Eulenburg* (30, p. 97 et 98)] attire l'attention sur la paralysie des muscles de la main et des doigts chez des individus garrottés par des agents de police. Il s'agit d'un cas de paralysie radiale consécutive à la compression dans le voisinage du poignet. *Eulenburg* (30) rapporte un cas analogue :

Obs. XXXV. — Forgeron de 48 ans chez lequel le lien constricteur était appliqué au-dessus du poignet. Il en est résulté une paralysie du nerf médian droit avec participation des branches motrices de l'éminence thénar et des muscles lombricaux, ainsi que des quatre premiers rameaux digitaux sensitifs et des rameaux cutanés palmaires.

L'observation de *Solntsef* (102) peut être aussi rapportée ici :

Obs. XXXVI. — Il s'agit d'un voleur de chevaux chez lequel il survint une paralysie combinée des nerfs des deux membres supérieurs à la suite d'une compression longue et intense, exercée par une corde sur le plexus brachial. Le malade était très anémié, ce qui explique en partie la production de cette paralysie.

Rappelons encore dans le même ordre d'idées les paralysies radiales survenant chez les enfants russes qui ont les bras serrés contre le corps et restent longtemps couchés sur le même côté [*Bernhardt*, cité par *Grasset* et *Rauzier* (49, p. 312, note)].

COMMERÇANTS ET EMPLOYÉS DE COMMERCE

Pour l'épicondylalgie [*Féré* (33) et *Bernhardt* (10)], v.

Blanchisseuses, et pour la méralgie paresthésique des employés de commerce [*Brisard* (12)], v. *Avocats*.

CONDUCTEURS

Pour l'épicondylalgie rencontrée chez les conducteurs [*Bernhardt* (10)], v. *Blanchisseuses*.

CORDIERS

L'observation de *Helbert* [cité par *Wiesner* (120)] est rapportée par ce dernier en quelques mots. A quel type appartient-elle ? Il n'est pas improbable que ce soit au type A. En effet, *Bernhardt* (9, p. 312 et 313) en parlant de la paralysie du nerf du grand dentelé, rappelle que dans certains cas celle-ci est provoquée par la compression dans son passage à travers le scalène moyen. Ce mécanisme pathogénique peut, d'après lui, avoir lieu dans les mouvements d'élévation du bras. Parmi les professions dans lesquelles cette sorte de paralysie du grand dentelé a été constatée, il cite aussi celle de cordier. Quoi qu'il en soit, voici cette observation vraiment trop laconique.

Obs. XXXVII : Il s'agit d'une paralysie du grand dentelé survenue chez un cordier ayant travaillé toujours les bras élevés au-dessus de la tête.

Ce qui, d'après *Wiesner*, rend explicable la fréquence relativement assez grande de la paralysie du nerf du grand dentelé, c'est que, par suite de sa situation superficielle, il est facilement accessible à tous les chocs, à toutes les contusions.

CORDONNIERS

Comme des névrites spécifiques appartenant au type A, nous pouvons citer l'observation IV de *Leudet* (63) et, jusqu'à un certain degré, la *main de cordonnier*

(*Schusterhand*) décrite par *Paalzow* [*Monatsschrift für Unfallheilkunde*, 1899, H. 1, p. 13 ; cité par *Düms* (25, p. 398 et 399.] (1).

Voici l'observation IV de *Leudet* :

Obs. XXXVIII. — Il s'agit d'un cordonnier chez lequel l'anse du fil appuyait fortement sur le bord cubital de la main gauche. Epaississement de l'épiderme de l'endroit habituellement comprimé, douleurs intenses le long du bord interne du membre supérieur gauche, pression très douloureuse à la gouttière olécrânienne ; flexion ne s'exécutant qu'a moitié dans l'annulaire et le petit doigt gauche.

D'après *Leudet*, les douleurs peuvent disparaître pour réapparaître après un temps plus ou moins long (3 à 9 ans 1/2). Quant à la *marche* de l'affection, elle s'effectuerait comme suit : Les douleurs spontanées ou provoquées disparaissent les premières et il n'en reste après 6 mois (*Panas*) que de l'engourdissement ; la disparition de l'hyperesthésie (ou de l'anesthésie) a lieu de haut en bas ; la motilité qui se répare lentement, se rétablit la dernière (4e et 5e doigts). *Traitement* : vésicatoires, galvanisation.

La *main de cordonnier* de *Paalzow* est décrite comme suit par *Düms* (25, p. 398 et 399).

Le trait caractéristique de cette main de cordonnier, c'est que les phalanges basales et moyennes des cinquième et quatrième doigts, du médius et parfois aussi de l'index ne peuvent être étendues d'une manière normale, tandis que les phalangettes conservent leur mobi-

(1) Quant à la soi-disant *crampe des cordonniers* (*Schusterkrampf*), ce serait tout simplement de la tétanie. [*Erb*, Ziemssen's Handbuch der speciellen Pathologie und Therapie. Bd. XII. Th. 2, p. 509 ; cité par *Gowers* (18, II, p. 675, note)].

lité normale. Posée à plat sur la table, la main forme une voûte plus ou moins aplatie dont la coupole est constituée par les articulations métacarpo-phalangiennes. Sur un tracé pris sur du papier noirci, l'on ne remarque, dans les cas prononcés, que l'empreinte des bouts des doigts, tandis que dans les cas moins accusés, ne font défaut que les empreintes des deux dernières phalanges des 3e, 4e et 5e doigts.

Cette forme spéciale de la main constatée par l'auteur, dans une maison de confection, 20 fois sur 70 cordonniers, siège dans la majorité des cas seulement à droite; en tout cas, elle y est toujours plus accusée. D'après *Paalzow*, la cause de cette déformation résiderait dans les compressions et les contusions de la paume de la main auxquelles est exposé le cordonnier en maniant l'alène ou la pince, d'où callosités de la peau et déchirures, inflammation et enfin rétraction de l'aponévrose palmaire et, par conséquent, contracture.

En d'autres termes, cette affection n'aurait rien à faire avec les névrites professionnelles. Nous nous rallions plutôt à l'opinion de *Däms* (p. 399) qui suppose aussi l'atrophie et la contracture des petits muscles de la main, soit mécaniquement et directement, soit par l'intermédiaire d'une névrite. Ce qui, d'après nous, milite surtout en faveur d'une névrite professionnelle, c'est la non-constance de la main de cordonnier (20 fois sur 70). Si l'hypothèse de *Paalzow* était juste, nous aurions affaire à quelque chose ressemblant à s'y méprendre aux durillons professionnels. Or, ceux-ci se rencontrent absolument chez *tous* les ouvriers occupés à un travail qui peut donner naissance au durillon en question.

Rappelons encore la paralysie du grand dentelé qui survient quelquefois chez les cordonniers. *Bernhardt* (9, p. 312 et 313) et *Morstadt* (68) l'attribuent à la compression du grand dentelé par le scalène moyen qu'il perfore : cette compression aurait lieu dans les mouvements exécutés par les cordonniers pendant qu'ils cousent. Il s'agirait donc d'une paralysie appartenant presque au type A. En voici un cas très résumé dû à *Jobert* (cité par *Wiesner*, 120).

Obs. XXXIX. — Il s'agit d'un cordonnier qui, après avoir beaucoup cousu, fut atteint d'une paralysie bilatérale du grand dentelé.

Pour ce qui est de la paralysie du cubital survenu chez un cordonnier dont parle *Janzer* (58, obs. XIII) et due, d'après lui, au surmenage, elle ne nous paraît pas probante : le malade était alcoolique, et les troubles notés revêtent plutôt un cachet d'éthylisme.

Enfin pour ce qui est de l'épicondylalgie observée chez les cordonniers [*Bernhardt* (10) et *Féré* (33)], voir *Blanchisseuses*.

CORROYEURS

L'observation de *Pauly* (77) appartient au type A.

Obs. XL. — Homme de 45 ans, hérédité très chargée, alcoolisme peu accusé. Il a été autrefois plâtrier ; il était pris plusieurs fois de vertiges sur l'échafaudage. En 1882, 1890, 1892, il ressentit le petit mal. A partir de l'âge de 18 ans, il est corroyeur, lisse les peaux. Le manche de l'instrument est pris de la main droite de la même façon que l'on tient le manche du couteau dans l'opération de Lisfranc. En même temps la main gauche entoure la main droite, et l'ouvrier peut ainsi déployer toute sa force pour faire glisser l'instrument sur la peau à lisser.

Travail très pénible depuis six à huit mois. Il y a cinq mois, œdèmes et douleurs ; puis diminution de volume du premier espace interosseux, enfin impotence presque complète du pouce, de l'index et du médius droit ; faiblesse du bras.

A la visite : atrophie des muscles de l'éminence thénar et de l'adducteur du pouce. Amaigrissement peu accusé du bras et de l'avant-bras droits. Pas de griffe cubitale. Hypoesthésie du médian, sensibilité mieux conservée pour le cubital. Sensibilité augmentant de l'extrémité à la racine du membre supérieur droit, lignes de démarcation circulaires (poignet, coude, moignon de l'épaule). Hémianesthésie légère de tout le corps, y compris la face. Réflexes normaux. Galvanisation. Troubles moteurs améliorés après un mois. Sensibilité presque sans changement. Névrite par compression de la branche palmaire profonde du cubital contre l'os crochu ou le pyramidal, et des branches terminales du médian contre le trapézoïde ; paralysie réflexe des muscles de l'avant-bras et du bras un peu atrophiés.

Il est assez probable que les troubles sensitifs restés presque sans changement, sont plutôt d'ordre fonctionnel. L'hystérie est assez vraisemblable, à en juger d'après les lignes de démarcation circulaires (anesthésie en gigot de *Charcot*) et l'hémianesthésie légère de tout le corps, face comprise. En tout cas les troubles moteurs sont bien dus à une névrite professionnelle du cubital et du médian, puisqu'ils correspondent exactement au point où le manche de l'instrument a comprimé ces nerfs.

COUPEUSES (apprenties).

Nous avons ici affaire à un cas d'épicondylalgie (v. *Blanchisseuses*) : cette observation de *Guettier* (51) se rapporte donc au type B.

Obs. XLI. — Femme de 32 ans, apprentie coupeuse. Depuis le mois d'avril 1895, douleurs à l'épicondyle et un peu plus bas, et à l'épitrochlée. Ces douleurs, spontanées (quand la malade ferme le poing) et à la pression, sont plus accusées à droite. Pas d'atrophie, pas de paralysie; force musculaire diminuée par suite des douleurs. Celles-ci s'exacerbent parfois jusqu'à rendre impossible le travail à la machine à coudre ; la malade ne peut alors tenir les ciseaux ; les douleurs deviennent plus intenses après le travail. Pas de malaria. Repos; amélioration considérable (nov. 1895).

Cause : surmenage. Il ne s'agirait pas ici d'affection des nerfs intra-musculaires, mais des nerfs du périoste ou des tendons.

COUTURIÈRES

Ce sont exclusivement des troubles sensitifs d'origine professionnelle qui ont été observés chez les couturières. [V. toutefois *Repasseuses*, obs. X de *Janzer* (58)]. Nous ne ferons que les mentionner, d'autant plus que, à part une observation très résumée de *Chambard* (17), nous ne possédons point de faits détaillés.

Bernhardt (7) constate que les troubles sensitifs décrits par lui aux membres supérieurs, surviennent chez les couturières par suite du surmenage. Pour les détails v. *Blanchisseuses*.

Pour la méralgie paresthésique observée chez les couturières [*Brisard* (12)], v. *Avocats*.

Rapportons l'observation très peu explicite de *Chambard* que nous venons de mentionner.

Obs. XLII. — Il s'agit d'une couturière chez laquelle il est survenu une anesthésie complète de la pulpe du pouce et de l'index droits ; il lui fut impossible d'exercer son métier. Le traitement électrique échoua.

Enfin *Sinkler* (101) communique le cas suivant :

Obs. XLIII. — Femme de 30 ans, s'adonnait sans interruption à des travaux de couture pénibles : engourdissement dans une main s'étendant aussi à l'autre et aux membres inférieurs, avec douleurs sourdes. Cause : hyperhémie (angoisse surtout accusée la nuit) et affaiblissement des muscles. Traitement : ergot et bromure de potassium.

Il faut ajouter que ces symptômes si vagues surviennent ordinairement chez des femmes vers la ménopause (48-60 ans) : seul le cas rapporté concerne une femme de 30 ans. Y a-t-il eu surmenage, le repos amène alors presque sûrement la guérison.

Ne s'agit-il pas tout simplement de neurasthénie ? Ce diagnostic, d'après nous, cadrerait mieux avec la symptomatologie sus-mentionnée. Du reste, tout cela est trop flou, n'a pas de relief.

On voit, en somme, que nous ignorons presque complètement tout ce qui touche les névrites professionnelles des couturières. Des observations bien prises sont indispensables pour nous renseigner sur ce sujet.

CUISINIÈRES

Les observations de *Morstadt* (68, obs. II) et de *Suckling* (112) se rapportent au type B.

Voici l'observation de *Morstadt :*

Obs. XLIV. — Femme de 22 ans, cuisinière, surmenage du bras droit en repassant ; affaiblissement de la force motrice ; au début, douleurs, disparues dans la suite, mais muscles douloureux à la pression. Élévation du bras seulement jusqu'à l'horizontale. RDP. du grand dentelé. La galvanisation n'a amené aucune amélioration.

L'observation de *Suckling* a, elle aussi, pour cause

le surmenage; seulement il s'agit du surmenage des membres inférieurs par suite de la station debout par trop prolongée. La voici :

Obs. XLV. — Femme de 51 ans, cuisinière dans une usine; elle reste debout depuis 6 heures du matin jusqu'à 9 heures du soir, avec quelques minutes d'intervalle où elle s'assied. Par suite de la maladie de sa maîtresse, elle s'est encore fatiguée davantage pendant plusieurs jours. Crampes douloureuses et paralysie flasque de la jambe droite (la jambe gauche est restée normale) ; anesthésie et douleurs en ceinture. Rétablissement complet après 10 jours de repos. Traitement : bromure de potassium, chloral, belladone et légères frictions de la jambe malade.

L'auteur rejette le diagnostic d'hystérie. Il s'agirait d'une paralysie par épuisement survenue après un travail forcé (surmenage).

CULTIVATEURS

Toutes les observations se rapportent au type *A*. Presque partout il s'agit de surmenage. Peut-être le cas de *Grenet* (50, obs. I) pourrait-il être rangé dans le type *B*. Mais il est à la limite d'une paralysie traumatique du plexus brachial. Voici du reste cette observation.

Obs. XLVI. — Homme de 39 ans, cultivateur. En août 1899 en fauchant, dans un mouvement brusque d'adduction forcée du bras (effort provoqué par la présence d'herbes dures résistant à la faux), douleurs vives à l'épaule droite ; il laissa immédiatement retomber ce bras (plus de force). Diminution graduelle des forces et, en février 1900, impossibilité d'étendre les doigts. A l'âge de 16 ans, chute du haut d'une voiture chargée de foin (2 mètres environ) ; l'épaule droite semble avoir porté sur le sol : pendant 1 an environ, un peu de faiblesse du bras droit et raideur de l'épaule du même côté.

A l'examen : léger aplatissement de l'éminence thénar droite. Cal probable à l'union du tiers interne avec le tiers moyen de la clavicule. Force dynamométrique : 32 kgr. à gauche, 5 kgr. à droite. Gêne des mouvements d'abduction du bras, paralysie des interosseux (flexion des 2e et 3e phalanges et perte partielle des mouvements de latéralité des doigts). Pas de paralysie de l'adducteur du pouce. Pas RD., diminution de l'excitabilité faradique dans l'angulaire, le grand dentelé, le sus et sous-épineux. Troubles sensitifs dans le domaine du plexus brachial et même dans celui du plexus cervical. La faradisation amena la guérison.

Nous avons déjà attiré l'attention, dans le chapitre sur la pathogénie, sur la discussion entre *Grenet* et *Piquand*, d'une part, et *Duval* et *Guillain*, de l'autre, quant aux mouvements du bras nécessaires pour rompre, sur le cadavre, les racines du plexus brachial. Nous n'y revenons plus. Passons en revue les observations concernant des faucheurs.

Bernhardt (9, p. 312 et 313) souligne que la paralysye du grand dentelé survenant chez les faucheurs est due, d'une part, au surmenage de ce muscle et, d'autre part, à ce que dans les mouvements d'élévation du bras, le nerf du grand dentelé est comprimé par le scalène moyen. L'observation de *Hecker* [cité par *Wiesner* (120)] confirme cette pathogénie :

Obs. XLVII. — Il s'agit de 5 cas de paralysie du grand dentelé survenue chez des faucheurs, à la suite d'un travail très pénible.

Rapportons ici l'observation II de *Wiesner* (120) :

Obs. XLVIIa. Jeune garçon de 14 ans. A 13 ans travail pénible comme ouvrier chez un paysan : faiblesse du bras droit dès ce temps. Atrophie manifeste (?), douleurs à l'épaule droite. Atrophie très accusée du grand pectoral, du biceps, du coraco-brachial et du triceps droits, angle de l'omoplate plus saillant qu'à gauche. Secousses fibrillaires manifestes. Amélioration. Mais l'affection continua néanmoins à progresser, et non seulement le bras droit se reprit, mais le bras gauche fut atteint à son tour. Atrophie manifeste des deux grands dentelés ; la musculature de la bouche fut aussi atteinte.

Nous avons éprouvé des doutes à la lecture de cette observation : s'agit-il bien, comme le prétend l'auteur, d'une névrite professionnelle par surmenage ou compression du nerf du grand dentelé qui de par sa « superficialité » serait facilement accessible à des contusions ? N'aurait-on pas plutôt affaire à quelque forme juvénile d'amyotrophie ? Ce qui nous fait y penser, c'est la paralysie des muscles de la bouche. D'autre part, l'existence des secousses fibrillaires irait à l'encontre de cette hypothèse. En somme, nous restons perplexe et ne savons pas au juste à quoi nous en tenir.

Autre cas de névrite professionnelle chez un cultivateur par surmenage. Nous voulons parler de l'observation d'*Eichhorst* [Handbuch der speciellen Pathologie und Therapie, IV éd., Bd. III, 1891, p. 43 ; cité par *Rieder* (90)] :

Obs. XLVIII. — Il s'agit d'un paysan jeune surmené pendant plusieurs heures en chargeant du foin : paralysie combinée des nerfs du membre supérieur ayant récidivé deux ans plus tard à la même occasion.

Quelle preuve plus éclatante de la prédisposition nécessaire pour l'apparition des névrites professionnelles que cette récidive survenue deux ans plus tard dans les mêmes conditions!

Rappelons encore l'observation suivante de *Seeligmüller* [cité par *Grasset* et *Rauzier* (49, p. 312)].

Obs. XLIX. — Il s'agit d'un cultivateur qui en ramassant des pommes de terre, était resté longtemps à genoux ou accroupi. Il est survenu chez lui une paralysie du sciatique.

Mentionnons enfin l'observation de *Molle* [De la névrite épycondilienne (*Loire médicale*, 1896, n° 45, p. 245), cité par *Féré* (33)].

Obs. L. — Il s'agit de petits propriétaires qui avaient pratiqué la taille des mûriers et le gaulage des noix. Par suite des mouvements mettant en jeu les muscles s'insérant à l'épicondyle, l'épicondylalgie s'est déclarée chez eux.

Pour les détails au sujet de l'épicondylalgie, v. *Blanchisseuses*.

DÉCHARGEURS DE CHARBON

L'observation d'*Osann* (74) dont nous avons déjà parlé à plusieurs reprises dans la première partie, appartient nettement au type *A*.

Obs. LI. — Homme de 39 ans, depuis un mois déchargeur de charbon amené par des navires. Les déchargeurs se servent de corbeilles dépourvues d'anse. Une de ces corbeilles pleine de charbon, est hissée sur le dos du déchargeur qui maintient la charge en place à l'aide de ses mains, les avant-bras se trouvant en flexion forcée et les bras en abduction forcée en même temps que projetés en arrière. Deux semaines après le début du travail, le malade ressentit des douleurs dans les deux épaules et le membre supérieur droit. Les deux membres supérieurs se sont affaiblis. Deux semaines plus tard, paralysie complète du membre supérieur droit et parésie prononcée à gauche. Epaule droite moins volumineuse que la gauche. Fosses sus et sousépineuses droites nettement excavées. Epine de l'omoplate très proéminente. Impossibilité de soulever activement le membre supérieur droit. Le membre supérieur gauche peut être élevé presque jusqu'à l'horizontale. Rotation externe un peu moins accusée à droite. Hypoesthésie notable dans le domaine du circonflexe et du musculo-cutané droit (pincement, piqûres d'aiguille). Hyperexcitabilité galvanique et faradique dans le domaine de ces deux nerfs et dans celui du médian de la main. Douleurs et fourmillements à l'épaule droite. Le plexus brachial dans les fosses sus claviculaires est sensible de deux côtés à la pression. RD. du muscle deltoïde, du sous-épineux et du long supinateur. Réaction électrique normale dans le petit rond, le biceps, le coraco-brachial et le brachial antérieur. L'excitation galvanique du point d'Erb provoque des contractions musculaires à gauche à 1,5 Ma. et à droite à 2,5 Ma. Mais les contractions des portions postérieures du deltoïde et du long supinateur des deux côtés, ainsi que celles du sous-épineux gauche sont notablement moins énergiques que celles des autres muscles; quant au sous-épineux droit, il se contracte à peine. Paralysie accusée du sus-épineux et sous-épineux droits (nerf sus-scapulaire); les deltoïdes (nerf circonflexe) des deux côtés sont rès atteints; quant au sous-épineux gauche et au long supinateur des deux côtés (radial), leurs altérations sont seulement perceptibles à l'examen électrique; le biceps et le brachial antérieur (nerf musculo-cutané) des deux côtés ont légèrement diminué de force; le petit rond (circonflexe), le court supinateur (radial), le coraco-brachial (musculo-cutané) et le sous scapulaire des deux côtés sont restés intacts.

Diagnostic : Paralysie bilatérale d'Erb, causée par compression dans la fosse sus-claviculaire. Le plexus brachial est dans ces conditions comprimé entre la clavicule et la première côte. Ce qui augmentait encore la compression, c'était que le malade tenait toujours la nuque penchée en avant. Traitement : galvanisation directe des muscles et du point d'Erb. Amélioration notable ; toutefois la faiblesse des membres supérieurs persistait encore après un an.

DÉCOUPEURS

L'observation personnelle que nous allons rapporter et dont il fut déjà question dans la première partie, appartient nettement au *type A*. C'est bien la compression du cubital par le levier dont se servait la malade pour découper, en un point bien déterminé de sa branche palmaire profonde, qui explique tous les phénomènes morbides observés ; chez elle, c'est à la localisation exacte de la compression sur ce point de la branche palmaire du cubital qu'est due, d'une part, l'intégrité complète de tous les muscles innervés par le médian et le radial, et, d'autre part, même les muscles innervés par les branches du cubital au-dessus du lieu de la compression, y compris tous les muscles de l'éminence hypothénar. On voit donc que dans ce cas aussi, l'étendue des phénomènes pathologiques et la marche progressive et lente de l'affection dépendent en grande partie du point où a lieu la compression.

Obs. LII (personnelle). — Mlle X., âgée de 23 ans, découpeuse. La malade se présente à la clinique Charcot en décembre 1900, pour une atrophie musculaire de la main droite.

La malade n'a pas d'antécédents héréditaires ni personnels. Aucun membre de sa famille n'a été atteint soit d'une maladie nerveuse, soit d'une atrophie musculaire. Elle est née à terme, à Paris ; n'a pas eu dans son enfance de maladies graves ; jeune fille, elle nie toute syphilis, toute intoxication alcoolique ou autre.

Sa maladie a commencé au mois de juin 1900. La main droite est devenue plus lourde, plus maladroite, un peu engourdie. La préhension des objets délicats était difficile ; toutefois, la flexion et l'extension du poignet conservaient leur vigueur normale. Bientôt est survenu l'aplatissement des espaces interosseux dorsaux et de l'éminence thénar dans sa partie interne. L'extension complète des dernières phalanges du petit doigt et de l'annulaire est devenue impossible. C'est alors que la malade se décide à venir consulter pour cette affection lente, progressive, survenue sans cause connue, sans fièvre, sans douleur.

A l'examen, la malade est bien portante, ne présente aucun signe d'alcoolisme, de syphilis, ni de saturnisme. L'état général est excellent, l'intelligence est normale. Les membres inférieurs, le membre supérieur gauche et la face sont normaux comme mobilité, réflectivité, sensibilité, état électrique des nerfs et des muscles : l'affection est exactement localisée au membre supérieur droit. Et encore, dans ce membre supérieur droit, le bras et l'avant-bras sont tout à fait normaux, sans atrophie, sans troubles de la sensibilité, sans troubles des réactions électriques. Seule la main droite est intéressée. La malade relève et fléchit avec force le poignet et les premières phalanges des doigts. Les fléchisseurs, les extenseurs et les radiaux sont tout à fait intacts.

On peut dire qu'une partie de la branche palmaire profonde du nerf-cubital est seule atteinte. En effet, la partie externe de l'éminence thénar a conservé son volume et ses fonctions : la malade écarte très bien le pouce, de même elle peut étendre les dernières phalanges de l'index et du médius, extension amenée normalement par les premiers lombricaux innervés par le médian.

En revanche, la malade présente une atrophie très marquée de l'adducteur du pouce et des espaces interosseux : elle ne peut ni rapprocher le pouce, ni écarter ou rapprocher les doigts (atrophie des muscles interosseux), ni étendre complètement les dernières phalanges de l'auriculaire et de l'annulaire (atrophie des deux derniers lombricaux innervés par le cubital). La *sensibilité* dans le territoire palmaire du cubital est aussi touchée : on y note une zone d'hypoesthésie. Les *troubles trophi-*

ques dans ce même territoire consistent en ce que la peau est lisse (glossy skin léger). Enfin, tous les muscles de l'éminence thénar innervés par la branche palmaire profonde du cubital présentent RD. manifeste.

Ce qui frappe dès le premier coup d'œil, c'est que l'éminence hypothénar (adduction de l'auriculaire) n'est pas atrophié et ne présente point RD. Il faut donc supposer que la lésion du nerf cubital siège au-dessous du point d'émergence des nerfs destinés à l'éminence hypothénar.

Nous n'avons ici affaire ni à l'alcoolisme, ni au saturnisme. L'absence de toute douleur bien localisée à une branche nerveuse quelconque est nettement contre l'alcoolisme, dont du reste on ne trouve aucune autre manifestation. Il en est de même du saturnisme : La malade ne travaille pas dans une profession où elle serait exposée à l'intoxication saturnine ; de plus les extenseurs sont tout à fait intacts, et il existe une zone d'hypoesthésie. Nous avons déjà dit plus haut que la malade n'a pas fait de maladie infectieuse, et que son état général est excellent. Reste donc la possibilité d'une compression du nerf cubital. C'est ce qui a eu lieu en réalité. En effet, la malade dans son métier de découpeuse est obligée de prendre en main un fort levier et de presser. Or, ce levier vient comprimer le nerf cubital au-dessous de l'éminence hypothénar. Cette compression qui se continue toute la journée, explique bien l'intégrité de l'éminence hypothénar, ainsi que la marche lente et progressive de la maladie.

DENTISTES

L'observation *de v. Fragstein* (35) appartient au type *A*. Les troubles sensitifs dans le domaine du médian à partir de sa bifurcation digitale sont causés par la pression exercée sur le nerf à ce niveau par la clef. Si ces troubles ne surviennent que rarement chez les dentistes, la raison en est dans le pannicule adipeux de la paume de la main qui protège les nerfs contre la pression.

Obs. LIII. — Chez un dentiste il est survenu, en juillet 1877, de l'engourdissement accompagné parfois de fourmillements dans le pouce, l'index et le médius droits. Cette paresthésie est moins accusée à l'annulaire du côté radial et dans la partie de la paume de la main innervée par le radial. Les troubles sensitifs s'étendent au poignet jusqu'à l'éminence thénar et cessent juste au point où le médian se divise en ses branches digitales. Sensation de froid en touchant les loquets métalliques des portes, aussi se sert-il de la main gauche, saine. La maladie présente une marche progressive. Le médian est douloureux à sa bifurcation digitale ; pas de douleur à la pression du médian au bras et à l'avant-bras, pas de points douloureux, pas de paralgésie. Hyperexcitabilité électrique le long de tout le tronc du médian. Pas d'atrophie, pas de faiblesse musculaire ; pas de contractions fibrillaires, pas de troubles secrétoires. *Diagnostic* : Névrite subaiguë du médian à sa bifurcation digitale. Le malade a travaillé énormément ces derniers temps ; il croit que la compression du nerf est produite par la clef munie d'un manche conique. Le traitement galvanique continué pendant trois semaines, a fait disparaître la cryesthésie au toucher des objets métalliques. Les fourmillements n'ont persisté qu'à l'index. Le malade étant obligé de partir, le traitement fut interrompu forcément.

Ce qui plaide surtout en faveur d'une affection des nerfs périphériques, c'est la permanence des troubles sensitifs (*Benedikt*, cité p. 182).

DÉVIDEUSES DE COTON

Comme nous le verrons dans la suite, *J. Ross* (91) rejette dans son cas l'origine professionnelle de la paralysie des membres supérieurs survenue chez sa malade. Il se base sur ce fait que la sœur aînée de la malade en question âgée de 43 ans et traitée par *Dreschfeld* (On some of the rarer forms of muscular atrophias, *Brain*, IX, 1887, p. 187; cité l. c., p. 274 et 275) avait présenté des phénomènes morbides identiques : or, pendant les vingt-trois ans précédant la première attaque, elle n'avait plus travaillé au dévidement du coton. C'est pourquoi il attribue plutôt la paralysie des membres supérieurs à l'intoxication éthylique (p. 275 et 276). Nous ne pouvons souscrire à cette conclusion. De ce que chez sa sœur la paralysie était due à l'éthylisme, il n'en résulte pas encore nécessairement qu'il doit en être de même dans le cas de l'auteur. D'autant plus, que dans toute l'observation il n'y a pas trace d'éthylisme. Mais ce qui, d'après nous, milite surtout en faveur du surmenage professionnel, c'est, d'une part, la localisation à peu près exclusivement limitée aux petits muscles des mains qui se fatiguent le plus dans le travail de dévidement; c'est, d'autre part, l'amélioration répétée à la suite du repos et le retour des phénomènes morbides peu de temps après les reprises du travail. L'auteur ne mentionne nulle part la cessation, pendant le repos, de tout abus de spiritueux. Aussi sommes-nous plutôt inclinée à considérer ce cas comme une observation du type A concernant une névrite professionnelle légère par surmenage et peut-être aussi par compression.

Obs. LIV. — Femme de 33 ans occupée au dévidement du coton : l'opération consiste à enrouler le coton en une pelotte de volume considérable. En 1874-75 faiblesse et douleurs aux doigts, et en même temps engourdissement des petits doigts et des auriculaires, les mains étant en position horizontale et en pronation. Douleur inter-scapulaire intense. Par suite de l'affaiblissement graduel des mains, la malade fut obligée de cesser le travail; mais après trois semaines de repos, reprise du travail continué pendant trois ans sans incident aucun. Après ce laps de temps, paralysie brusque des membres supérieurs : repos pendant six à sept mois. Dans les quatre dernières années, plusieurs paralysies brusques des membres supérieurs entraînant impossibilité de travailler pendant trois à quatre mois. Dans ces derniers temps (1882) il suffit de quelques jours de travail pour provoquer la paralysie. *A l'examen* (25 mai 1882) : mains en griffes. Atrophie des éminences thénar et hypothénar. RDP. Les membres inférieurs se prennent dans la suite : atrophie et paralysie plus accusées à droite. Amélioration.

A quoi attribuer dans ce cas la paralysie des membres inférieurs? Il est impossible de dire s'il s'agit d'une paralysie éthylique : l'auteur n'a pas recherché la sensibilité des muscles (surtout ceux du mollet) à la pression, ni les autres symptômes d'éthylisme (cauchemars, tremblements, etc.) Nous avouons ne pouvoir en donner aucune explication plausible, surtout parce que l'auteur relate la paralysie des membres inférieurs comme en passant, sans y attacher grande importance : la lecture de l'observation très écourtée n'autorise à formuler aucune conclusion ferme.

DINANDIERS

Avant de discuter la signification des deux observations de *Walton* et *Carter* (117) et du mémoire de *Suckling* (111), nous croyons plus commode de rapporter ces observations; alors seulement nous pourrons, en connaissance de cause, décider où les ranger.

Voici la première observation de *Walton* et *Carter* :

Obs. LV. — Jeune homme. Engourdissement du petit

doigt s'étendant petit à petit à tous les doigts et devenant persistant (au début il disparaissait au bout de un à deux jours) ; affaiblissement et fatigue de la main gauche. Toucher léger non senti aux 4e et 5e doigts ; l'anesthésie est plus marquée du côté cubital de l'annulaire ; ces doigts sont soulevés ; atrophie et RD. des interosseux et des muscles de l'éminence thénar. Pouce en légère flexion, opposition possible, adduction impossible. Pas de secousses fibrillaires ; cubital légèrement douloureux à la pression. Diagnostic : névrite probable.

L'observation II est plus complexe :

Obs. LVI. — Homme de 60 ans environ, travaille déjà 38 ans dans une dinanderie, à raison de 10 heures par jour, pour la plupart des cas à un tour. Troubles ayant débuté il y a 14 ans, maximum atteint en quatre mois, et état stationnaire depuis. Au début, difficulté de mouvoir le pouce gauche, puis petit doigt et annulaire gauche en flexion (impossibilité de les redresser). Légère paresthésie passagère (élancements, picotement) au petit doigt. Douleurs sourdes et tiraillements persistants du côté cubital de l'avant-bras. Cubital au coude légèrement douloureux à la pression. Contact senti, mais d'une façon anormale. Atrophie de tous les interosseux et des muscles de l'éminence thénar, excitabilité électrique abolie (excepté l'opposant du pouce) ; atrophie et abolition de l'excitabilité électrique des muscles de l'éminence hypothénar. 4e et 5e doigts en flexion (celle ci plus accusée pour le petit doigt) ; 2e et 3e doigts assez redressés ; seules opposition et flexion du pouce possibles (griffe cubitale).

L'auteur décrit comme suit la symptomatologie générale de la « paralysie des tourneurs en métaux », comme il dénomme ce syndrome. Il s'agit d'atrophie complète des muscles de la main gauche innervés par le cubital, avec troubles sensitifs légers (engourdissement) et légères douleurs sourdes, et sensibilité à la pression du cubital. Névrite probable. En effet, on peut supposer soit le surmenage des interrosseux et des lombricaux, soit une névrite provoquée par la compression exercée par le muscle sur le nerf cubital quand celui-ci est distendu au maximum par la flexion du coude. La première hypothèse est inadmissible : les deux premiers lombricaux (innervés par le *médian*) maintiennent les deux premiers doigts redressés. D'autre part, l'atrophie est trop accusée pour songer à la possibilité d'une névrose professionnelle. Enfin, on peut éliminer toute idée de paralysie toxique, vu l'unilatéralité de l'affection (à gauche seulement). Reste donc la seule hypothèse probable de névrite professionnelle du cubital (1). Le diagnostic différentiel se fera avec l'atrophie musculaire progressive. Y a-t-il des connexions entre cette névrite et les polynévrites (probablement toxiques) décrites par *Suckling* (111) chez les dinandiers ? Pour répondre à cette question de *Walton* et *Carter*, résumons le mémoire de *Suckling*.

Il est basé sur quatre cas de névrite périphérique concernant des dinandiers dont un avec ataxie et ressemblant à s'y méprendre au tabes. Voici en quelques mots deux de ces observations :

Obs. LVII. — Homme de 39 ans travaillant depuis 26 ans dans une dinanderie. Polynévrite.

Obs. LVIII. — Homme de 31 ans présentant de l'ataxie et le

(1) *Bernhardt* (9, p. 313) admet, pour expliquer la paralysie du nerf cubital chez les tourneurs en métaux, le surmenage professionnel des petits muscles de la main ou la pression exercée directement, pendant le travail, sur les troncs nerveux ou les petits muscles.

signe de Westphal. Douleurs, atrophie et paralysie des membres supérieurs et inférieurs. Par RD. Liseré vert. Amélioration notable à l'hôpital. L'auteur croit qu'il s'agit d'une polynevrite probablement toxique le cuivre, dont l'imprégnation de l'organisme est certifiée par l'existence du liseré vert, se portant sur les nerfs et les attaquant.

Que conclure de ce long exposé ? Nous croyons pouvoir laisser complètement de côté les observations de *Suckling* et les conclusions qu'il en tire : les observations, de par leur laconisme, ne donnent aucune prise à la critique, et il n'est pas difficile de les interpréter de diverses manières. Restent les deux observations de *Walton* et *Carter*. Le diagnostic et la pathogénie de ces auteurs, tout probables qu'ils soient, sont loin de s'imposer et d'entraîner la conviction. D'abord, l'intégrité des deux premiers lombricaux ne témoigne pas encore nécessairement en faveur de l'origine exclusivement névritique des troubles. Nous savons très bien que même les muscles innervés par le même nerf, ne réagissent point identiquement aux agents nocifs. Témoin le long supinateur qui ne se prend pas en cas de paralysie saturnine. De plus, qui peut nous assurer que la pression a porté avec la même intensité sur tous les lombricaux ? En somme, la névrite est très probable (nerf cubital sensible à la pression, troubles sensitifs associés aux moteurs, etc.), mais la compression directe des petits muscles ne peut être rejetée d'une manière sûre et certaine. L'éclectisme de *Bernhardt* (v. plus haut note) nous paraît plus juste dans l'état actuel de nos connaissances. Quoi qu'il en soit, ces observations, à n'en pas douter, se rapportent au type *A* : la localisation des troubles est conditionnée par les manipulations spéciales de la dinanderie qui, en somme, coïncident dans leurs lignes générales avec celles de tous les tourneurs.

DOMESTIQUES

Le cas de *Buchmüller* [Thèse d'Erlangen, 1892 ; cité par *Souques* (103, p. 316)] se rapporte au type *B* ; et encore, comme il s'agit d'un effort musculaire violent et aussitôt après d'une paralysie du grand dentelé, on pourrait supposer que l'on a affaire à une « névrite apoplecforme, à une sorte de traumatisme du nerf du grand dentelé (tiraillement,compression) sur un point difficile à déterminer de son trajet, que ce traumatisme résulte de la contraction propre du muscle grand dentelé ou de celle des muscles voisins » (l. c., p. 317).

Obs. LIX. — Un domestique agé de 18 ans, essaie de jeter un sac de pommes de terre sur son épaule et ressent une vive douleur dans la région scapulaire droite. Presque immédiatement après, il ne peut soulever son bras droit au-dessus de l'horizontale.

Rapportons ici l'observation de *Piorry* [cité par *Grasset et Rauzier*, (49, p. 116)] concernant une sciatique par compression :

Obs. LX. — Il s'agit d'un domestique resté assis, pendant tout le voyage de Rome à Paris, sur un siège étroit dont le bord comprimait le sciatique. Il en est résulté une sciatique.

Quant à la méralgie paresthésique survenant chez les domestiques [*Brisard* (12)], v. *Avocats*.

ÉBOURGEONNEURS

L'observation d'*Eichhorst* (27) semble appartenir au

type *A*. Elle est trop laconique pour que l'on puisse se prononcer catégoriquement. Il faut même avouer qu'à proprement parler il n'y a point d'observation.

Obs. LXI. — Paralysie du sciatique poplité externe chez un ébourgeonneur qui pendant le travail portait des crampons comprimant ce nerf.

ÉCRIVAINS AUX HALLES CENTRALES

Cette observation de *Straus* (110) est intéressante sous plusieurs rapports et soulève beaucoup de questions. Mais nous croyons plus rationnel d'abord de la rapporter en résumé et de la discuter ensuite.

Obs. LXII (1). — Homme de 33 ans, écrivain aux Halles centrales, s'est réveillé avec fourmillements et engourdissement à la main droite jusqu'au niveau du poignet, lourdeur à l'avant-bras et au bras. Le lendemain et le surlendemain, l'engourdissement et les fourmillements gagnèrent tout le bras ; en même temps affaiblissement graduel de toute la main ; au bout de deux jours, impossibilité de soulever ou de fléchir l'avant-bras, la main et le bras et de serrer un objet quelconque. Pas de refroidissement, pas de traumatisme. *A l'entrée à l'hôpital :* rougeur et tuméfaction du bras droit, paralysie de toutes les branches du plexus brachial droit, le médian excepté, portant à la fois sur la motilité et la sensibilité. Intégrité complète des filets moteurs et sensitifs du médian. Conservation de l'excitabilité faradique et galvanique dans les muscles et les nerfs paralysés. Guérison rapide et complète (en 7 semaines environ) par la faradisation. *Diagnostic* : légère névrite du plexus brachial.

L'auteur se demande s'il a eu affaire dans son cas

(1) Cette observation est aussi reproduite *in extenso* dans la thèse de *Sarrade* (*th.* Paris, 1880, obs. I) : *Sur quelques formes rares de paralysie du plexus brachial.*

(dont il n'a pas trouvé d'analogues dans la littérature médicale) à une névrite spontanée ou professionnelle. A en juger d'après le titre du mémoire, il incline en fin de compte pour la première hypothèse. Nous ne pouvons nous rallier à cette opinion. D'abord, la qualification « spontanée » ne nous dit rien qui vaille. Traduite dans le langage médical actuel, cela veut dire qu'il s'agit d'une névrite infectieuse ou toxique. Or, nous ne trouvons rien dans l'observation qui indique une toxi-infection : pas de fièvre, pas d'état général. L'auteur exclut lui-même le traumatisme. Quant au refroidissement, il n'existait pas non plus ; de plus, nous nous sommes déjà expliquée suffisamment sur le rôle étiologique du froid dans la névrite. D'autre part, la main droite prise la première était soumise au surmenage chez le malade, dont la profession d'écrivain aux Halles centrales est plutôt fatigante. (1) L'origine professionnelle de cette névrite ne nous semble pas invraisemblable. Le début brusque ne contredit en rien notre opinion : le fonctionnement anormal des muscles et des nerfs consécutif au surmenage, tout lent qu'il soit à se produire, peut se manifester tout d'un coup quand, pour une cause ou une autre (pour la plupart ignorée de nous), l'équilibre moléculaire qui constitue l'état normal, vient à être rompu, et l'état pathologique de latent qu'il était, devient patent. Reste à expliquer pourquoi les phénomènes morbides se sont étendus à tous les nerfs du plexus

(1) Dans le cas de *Moebius* (67) rapporté plus bas, la paralysie et l'atrophie des fléchisseurs du pouce droit sont même survenues à la suite d'écritures fatigantes.

brachial tout en respectant le nerf médian ? L'intégrité de celui-ci est difficile à expliquer. Nous sommes complètement de l'avis de *Sträus* (p. 246) que « quant à interpréter l'intégrité si curieuse qu'a présentée, dans mon cas, le nerf médian, j'avoue que je n'ai aucune explication plausible à donner ». Pour ce qui est enfin de la propagation des troubles moteurs et sensitifs à l'avant-bras et au bras non directement surmenés, il n'y a rien d'étonnant dans ce fait : l'équilibre normal une fois rompu, peut gagner de proche en proche (névrite ascendante) jusqu'à l'origine même des nerfs. Pour toutes ces raisons nous rangeons cette observation parmi les névrites professionnelles appartenant au type *B*.

Rapportons ici l'observation suivante de *Mœbius* (67).

Obs. LXIII. — Il s'agit d'un homme qui fut obligé d'écrire énormément. Il est survenu chez lui la paralysie et l'atrophie des fléchisseurs du pouce droit, avec hyperexcitabilité électrique.

ÉGRISEURS DE BOUTONS

Bernhardt (9, p. 356) indique que chez les égriseurs de boutons il survient une paralysie radiale. D'autre part, *Schaefer* (95) rapporte le cas suivant de *Bernhardt* :

Obs. LXIV. — Il s'agit d'un égriseur de boutons atteint de parésie de presque tous les muscles du membre supérieur gauche. Pour égriser les boutons (à l'aide de sable fin projeté sur ceux-ci) il se servait d'une caisse en bois avec deux orifices à la paroi antérieure dans lesquels ses bras étaient enfoncés presque jusqu'aux épaules. Il est à supposer que le radial gauche était comprimé.

On voit donc que cette observation appartient probablement au type A. Nous disons probablement, parce qu'elle est trop peu explicite.

ÉMAILLEURS EMPLOYÉS A OUVRAGER LE VERRE

L'observation de *Ballet* (4) appartient au type *B*.

Obs. LXV. — Homme de 37 ans, émailleur depuis l'âge de 17 ans. Il travaillait à ouvrager une baguette en verre en fusion avec l'extrémité d'une autre baguette, le coude, par sa face interne, appuyé sur une table. Symptômes apparus il y a 15 à 16 ans. C'est l'engourdissement qui a commencé ; la faiblesse est survenue 1 an et demi plus tard. *A l'examen* : engourdissement au travail du petit doigt et de l'annulaire droits ; douleur peu vive non constante le long du bord interne de l'avant-bras quand le cubital est comprimé ; pas de troubles de la sensibilité ; gêne dans les mouvements d'abduction et d'adduction ; certaine atrophie du I interosseux et atrophie de l'adducteur du pouce. Induration et épaississement du cubital droit dans la gouttière épitrochléenne ; bourse séreuse très développée dans la gouttière cubitale à droite.

EMPLOYÉS DE POSTES

L'employé dont parle *Remak* (85) fut atteint d'une paralysie bilatérale du plexus brachial (*type Duchenne-Erb*) qui, jusqu'à un certain point, peut être rangée parmi les névrites professionnelles appartenant au type *A* : ce genre de travail est assez spécial aux employés de postes préposés au triage des lettres et des paquets.

Obs. LXVI. — Homme de 36 ans, employé de postes. Il tenait habituellement de la main gauche un grand nombre de paquets (jusqu'à 40) qu'il classait de la main droite dans 7 cases différentes ; remplissait-il le même service en chemin de fer, le nombre des cases dépassait 100. Après un travail fait en voiture de chemin de fer près d'une fenêtre ouverte, il ressentit de l'engourdissement dans le membre supérieur gauche (jusqu'à l'éminence thénar); en outre, douleurs aux bras et à l'épaule droite, impossibilité de soulever le bras droit, mouvements difficiles à gauche. Paralysie complète du deltoïde droit associé au muscle sus-épineux. Paralysie du nerf sus-scapulaire; rotation en dehors du bras rendue difficile et atrophie des muscles sus et sous-épineux. Hypoesthésie. Paralysie du nerf musculo cutané (biceps) gauche. RD. des nerfs sus-scapulaire et circonflexe droits, RDP. du nerf musculo-cutané gauche.

Diagnostic: Paralysie bilatérale d'une partie du plexus brachial (type *Duchenne-Erb*), par surmenage. Amélioration notable.

Pour l'épicondylalgie (*bilatérale!*) rencontrée chez les employés de postes [*Bernhardt* (10)], v. *Blanchisseuses*.

FACTEURS DE PIANOS

Nous rapportons cette observation de *Marchessaux* [*Archives générales de médecine*, 1840, p. 313; cité par *Souques* (103, p. 317)], quoique, à en juger d'après l'analyse donnée par *Souques*, l'auteur paraisse l'attribuer à l'humidité froide. Nous croyons plutôt qu'il s'agit d'une névrite professionnelle appartenant au type *B*.

Obs. LXVII. — Homme de 27 ans, facteur de pianos. Il éprouva un jour des douleurs assez vives dans la région de l'épaule droite et du côté correspondant du thorax, depuis le creux de l'aisselle jusqu'à la sixième côte. A la même époque, il constata un affaiblissement dans les mouvements du bras et la déformation de l'omoplate. Il n'avait jamais reçu de traumatisme sur l'épaule, mais il couchait depuis quelque temps dans une chambre située au premier sur une cour, dans laquelle était placé un réservoir; un tuyau de conduite en mauvais état passait dans l'épaisseur de la muraille contre laquelle était placé son lit. Or, cette muraille était fort humide.

FAUCHEURS

V. *Cultivateurs.*

FEMME DE MÉNAGE

L'observation XX de *Huet*, *Duval* et *Guillain* (57) appartient au type *B*.

Obs. LXVIII. — Femme de ménage de 43 ans, porte habituellement au bout du bras des paniers très lourds (25-30 kgr.). En janvier 1900, douleurs au niveau de l'épaule avec irradiations au bord interne du bras ; après 3 semaines, cessation des douleurs et apparition d'une paralysie radiculaire supérieure du plexus brachial : RD. du deltoïde, RDP. du biceps et du brachial antérieur, trace de RD. dans le long supinateur. Il s'agit de tiraillement du plexus brachial, de distensions radiculaires.

Pour les troubles sensitifs aux membres supérieurs [*Bernhendt* (7)], v. *Blanchisseuses.*

FERBLANTIERS

Wiesner (120) indique, sans donner de détails, que *Meyer* a observé en 1856 la paralysie du grand dentelé chez un ferblantier apprenti.

FLUTISTE

L'observation IV de *Schaefer* (95) appartient au type *A*.

Obs. LXIX. — Homme de 50 ans, flûtiste depuis l'âge de 17 ans, travaille 4 heures par jour. Main gauche plus fatiguée (fortement en extension dorsale). Depuis un an, faiblesse de l'annulaire gauche et, plus tard, celle du pouce gauche (avec douleurs). Les muscles de l'éminence thénar se contractent moins énergiquement. Tremblement de la main gauche étendue. Sensibilité normale.

FONDEURS

L'observation de *Ferrier* et *Dalton* (34) appartient au

type *B*; la paralysie du grand dentelé et du rhomboïde par surmenage ne diffère en rien de celle rencontrée chez les forgerons (marteau trop lourd) chez lesquels elle est spécifique.

Obs. LXX. — Homme de 44 ans, travaille à la fonderie de Woolwich et de temps en temps s'occupe à mélanger des métaux, y compris le plomb, mais ce dernier en très petite quantité. Pas de colique, pas de liseré gingival. Alcoolisme : il y a six ou sept ans, délire alcoolique.

Travaille toute la journée avec un marteau en se servant seulement de la main droite. S'est réveillé, il y a huit semaines environ (commencement de février 1883) complètement paralysé du membre supérieur droit; en même temps quelques douleurs aux muscles du bras et de l'omoplate. Pas d'anesthésie. Quatre jours plus tard, peut retourner au travail : seulement membre supérieur droit affaibli et omoplate saillante (1). Digitations inférieures du grand dentelé, absentes à droite. Presque impossible d'élever le bras droit au-dessus de l'horizontale. RDP. du rhomboïde et du grand dentelé droit. Le 12 avril 1883, on a constaté une amélioration grâce au traitement électrique (galvanique et faradique) : lève le bras au dessus de l'horizontale, RDP., moins accusée. 26 avril : amélioration continue.

La cause probable de la paralysie, c'est la névrite des nerfs du grand dentelé et du rhomboïde par surmenage professionnel constant de ces muscles. Ce qui démontre l'absence de toute poliomyélite antérieure limitée, c'est l'intégrité du deltoïde et des autres muscles innervés par le même département de la

(1) En cas de paralysie isolée du grand dentelé, le bord spinal de l'omoplate se rapproche de la colonne vertébrale, et l'angle inférieur est un peu relevé et éloigné de la colonne vertébrale (action non compensée du rhomboïde et des autres muscles insérés à l'apophyse coracoïde) [*Seeligmüller*]. Peut-être dans beaucoup de cas ne s'est-on pas aperçu de lésions concomitantes du rhomboïde.

moelle épinière. Il n'y a non plus de saturnisme : témoin en est l'absence de tout phénomène toxique.

Pour la méralgie paresthésique observée chez les fondeurs [*Brisard* (12) et *Dopter* (21 a, p. 335)], v. *Avocats*. L'apparition de ce syndrome chez ceux là est due à ce qu'ils sont obligés de rester longtemps debout.

FOREURS

Bernhardt [cité par *Schaefer* (95)] signale chez les foreurs l'atrophie des interosseux et des muscles de l'éminence thénar. Nous n'avons pas trouvé de détails à ce sujet.

FORGERONS

A proprement parler, nous savons très peu de choses sur les névrites professionnelles des forgerons appartenant au type A. *Frank-Smith* (39, 40 et 41), il est vrai, a décrit sous le nom d'hémiplégie des forgerons (*Hephaestic hemiplegia, hammer palsy*) une paralysie qui surviendrait chez les forgerons par suite du surmenage des muscles par les marteaux très lourds qu'ils ont à manier. Mais la lecture attentive des observations, dont nous donnerons quelques-unes en résumé, ne laisse aucun doute dans l'esprit d'un médecin impartial que nous avons ici affaire à une affection créée de toutes pièces par l'imagination de l'auteur, à une maladie fictive (fictive disease), comme le reconnait bien *Gowers* (48, II, 676, note). En vérité, il s'agit d'hémiplégie survenue chez des forgerons à la suite de différentes affections organiques et « n'ayant probablement rien à faire avec l'usage du marteau » (*Gowers*). La lecture des observation de *Frank-Smith* nous a laissé cette impression, et nous sommes très heureuse de voir un neurologiste aussi compétent que l'est *Gowers* émettre le même avis. Nous croyons qu'il faut se comporter de la même manière vis-à-vis de l'observation de *Féré* (32) intitulée par lui « Paralysie par épuisement » et concernant un forgeron. L'hémiplégie brachiale droite survenue après travail forcé, ne laisse pas que de rester douteuse, quant à la pathogénie de l'affection. Le diagnostic le plus probable est qu'il s'agissait tout simplement d'une monoplégie brachiale hystérique chez un forgeron. Le travail forcé était seulement un des agents provocateurs de l'hystérie latente. Aussi nous contenterons-nous de mentionner ici ce cas, et nous ne nous en occuperons plus.

Le terrain déblayé de la construction tout artificielle de *Frank-Smith*, il reste seulement la paralysie du grand dentelé survenant chez les forgerons par suite de l'usage du marteau.

Cette paralysie est évidemment spécifique chez les forgerons et rentre pleinement dans le cadre de notre type *A*.

Malheureusement, nous n'avons pas trouvé d'observation détaillée se rapportant à cette paralysie des forgegerons. Dans l'observation de *Zuelzer* (124) où il s'agit d'une paralysie bilatérale des muscles de la ceinture scapulo-humérale type Erb chez un forgeron de 22 ans, la cause de cette paralysie est plutôt toxique et infectieuse. Nous n'avons donc pas ici affaire à une névrite professionnelle. La seule mention de névrites professionnelles des forgerons que nous ayons trouvée, est celle de *Bernhardt* (9, p. 312, 313), et encore ne le fait-il qu'en quelques mots sans donner à l'appui aucune observation. On voit donc que nous n'avons pas eu tort d'affirmer que nous ne possédons presque aucun fait positif de névrite professionnelle spécifique des forgerons; tout reste encore à faire.

Ceci dit, nous allons résumer brièvement les observations et les considérations émises à ce sujet par *Frank-Smith* ; son premier mémoire (39) est basé sur sept cas que nous rapporterons en quelques mots dans l'ordre adopté par l'auteur.

Obs. LXXI. — Homme de 40 ans, emploie un marteau de 3 kil. 5 : hémiplégie droite avec aphasie.

Obs. LXXII. — Homme de 32 ans, se sert d'un marteau de 2 kil. 5 : hémiplégie droite avec aphasie (?) et hystéro-neurasthénie (?).

Obs. LXXIII. — Jeune homme de 18 ans, se sert d'un lourd marteau : légère hémiplégie droite.

Obs. LXXIV. — Homme de 24 ans, se sert d'un marteau de 4 kil. : légère hémiplégie droite sans aphasie.

Obs. LXXV. — Homme de 35 ans, s'est servi pendant 20 ans d'un lourd marteau : faiblesse du membre supérieur droit. Atrophie notable, engourdissement, le biceps douloureux à la pression.

Obs. LXXVI. — Homme de 29 ans, a travaillé toute la journée du premier octobre 1868 jusqu'à 7 heures et demie du soir. S'est réveillé le 2 avec de la raideur de la main et le poignet tombant. Il alla à la forge où le contact du marteau aurait provoqué chez lui la sensation de liège. *A l'examen* : Membre supérieur droit très affaibli. Il ne peut saisir avec la main aucun objet ; pas d'autres symptômes. Grâce au repos et aux toniques, il a presque complètement récupéré le 24 octobre la force et l'habileté de la main.

Obs. LXXVII. -- Homme de 25 ans, se sert d'un lourd marteau : hémiplégie droite avec aphasie et agraphie. Amélioration notable.

Il est à remarquer que dans tous ces cas le traitement employé consista en l'administration de phosphore, de fer, de strychnine, d'huile de foie de morue ; en outre le repos absolu fut recommandé.

Voici l'observation rapportée dans le deuxième mémoire de l'auteur (40).

Obs. LXXVIII. — Homme de 31 ans. Atrophie de la main et de l'avant-bras droit ; crampe douloureuse des fléchisseurs et des pronateurs en saisissant un objet quelconque, surtout un marteau. Traîne un peu la jambe droite ; anesthésie presque complète de l'avant-bras, sensibilité électrique presque abolie, sensibilité thermique normale. Les muscles du membre supérieur droit ne réagissent presque pas à l'excitation électrique. Engourdissement du bras et de la jambe droite. Papille droite plus pâle que la gauche. Crampe des écrivains. Le traitement échoua.

D'après lui, il s'agirait dans ce cas d'oblitération ou de rupture de quelques artères cérébrales situées dans le noyau strié (*Burdon Sanderson*) avec des irradiations dans les centres supérieurs, d'où aphasie. Il insiste de nouveau sur ce que les forgerons se servent de marteaux plus ou moins lourds, et que les mouvements qu'ils exécutent pendant le travail sont saccadés et souvent répétés, d'où surmenage notable des muscles nécessaires à l'accomplissement de ces mouvements.

Dans sa dernière communication (41), l'auteur raconte avoir observé encore deux nouveaux cas. Voici ses conclusions :

1) L'hémiplégie héphestique diffère de l'atrophie musculaire limitée observée chez les forgerons, tisserands, etc., ainsi que des névroses professionnelles (crampe des écri-

vains, des pianistes, des violonistes, des tailleurs, etc.), en ce que les centres supérieurs sont aussi affectés (aphasie, agraphie, ptosis, paralysie faciale, surdité, etc.). 2) Il ne faut pas attribuer cette hémiplégie à une coïncidence, à savoir à une hémiplégie ordinaire avec surmenage de quelques muscles dans certaines professions ; ni à l'âge, car les antécédents héréditaires ou personnels (syphilis, etc.) n'ont pas prédisposé les forgerons observés par lui à être atteints d'hémiplégie. Aussi, est-il d'avis que : 3) cette hémiplégie complète survient toutes les fois qu'un certain groupe de centres moteurs et autres fonctionnent d'une manière excessive.

Nous avons tenu à rapporter tout au long les observations et les considérations de *Frank-Smith* pour que l'on puisse se former une opinion à ce sujet. Il nous semble tout à fait superflu de discuter la manière de voir de cet auteur. L'inexactitude de son opinion saute aux yeux à la lecture des observations.

Nous avons déjà indiqué plus haut la paralysie du grand dentelé survenant chez les forgerons et qui, d'après nous, appartient au type *A*. En effet, d'après *Bernhardt* (9, p. 312-313), cette paralysie est due à la compression du nerf du grand dentelé par le muscle scalène moyen pendant les mouvements d'élévation du bras. Or, l'usage du marteau, surtout s'il est lourd, amène, d'une part, le surmenage des muscles du bras, et d'autre part, entraîne nécessairement la compression du nerf du grand dentelé par le scalène moyen contracté. Il n'est donc pas étonnant que cette paralysie du grand dentelé se rencontre le plus souvent chez l'homme et de préférence à droite. Pour les exceptions apparentes à cette règle, nous renvoyons à l'article *Bouchers*.

Pour la méralgie paresthésique, rencontrée parfois chez les forgerons [*Brisard* (12) et *Dopter* (21a, p. 335)], voir *Avocats*. Enfin attirons l'attention sur l'observation suivante de *Remak* (81, p. 464) où il s'agit aussi de troubles trophiques, cette fois provoqués, eux aussi, par l'usage d'un marteau lourd.

Obs. LXXIX. — Homme de 68 ans, travaillant depuis 33 ans comme forgeron avec un marteau lourd. Il survint chez lui une atrophie des muscles de la main droite innervés par le médian.

L'auteur, il est vrai, ajoute que le malade était alcoolique; mais vu la localisation très étroite de l'atrophie, exactement limitée au domaine du médian de la main, nous croyons qu'on peut l'attribuer plutôt à la pression exercée sur le nerf par le manche du marteau lourd dont se servait l'ouvrier pendant 33 ans. Nous avons donc affaire à une névrite professionnelle appartenant presque au type A.

FROTTEURS

Pour le mécanisme de la paralysie du grand dentelé signalée par *Bernhardt* (9, p. 312-313) chez les frotteurs, v. *Forgerons*.

FUMISTES

L'observation I de *Barreiro* (5) appartient au type B.

Obs. LXXX. — Homme de 56 ans, fumiste. Au moment où il déposait une colonne de fonte pesant 300 kilogr. qu'il avait portée sur l'épaule droite, il ressentit comme une sorte de craquement au niveau de la fosse sus-épineuse droite. Aussitôt après il ne put élever le bras au-dessus de l'horizontale. Forte saillie de l'omoplate au moindre mouvement. *Diagnostic* : paralysie du grand dentelé. La faradisation amena une amélioration notable.

GARÇONS DE RESTAURANT

L'observation de *Runge* (93) intitulée « Un cas de paralysie de garçons de restaurant » (*waiters' paralysis*) appartient nettement au type A.

OBS. LXXXI — Homme de 30 ans, garçon de restaurant. Boit modérément de la bière ; syphilis il y a 7 ans, traitée pendant 7-8 semaines ; pas de manifestations spécifiques depuis. Il portait habituellement le long de tout le membre supérieur gauche, depuis la main jusqu'à l'épaule, un grand nombre d'assiettes : main fortement en adduction ; paume tournée vers le haut, avant-bras et bras en extension et en supination. En octobre 1893 environ, le bras se mit brusquement en pronation, la paume de la main se tourna vers le bras et le poignet tomba ; toutes les assiettes tombèrent à terre. Impossibilité de porter (13 octobre 1894) des assiettes comme autrefois. Pas de troubles sensitifs ni sensoriels, pas RD., pas de manifestations spécifiques. Paralysie des muscles supinateurs et extenseurs. Jusqu'au 15 novembre galvanisation localisée, 3 fois par semaine (au début, aussi strychnine). Guérison.

GARDIENS DE MUSÉE

Pour la méralgie paresthésique observée chez les gardiens de musée [*Brisard* (12), *Dopter* (21 a, p. 335)] v. *Avocats*. Chez eux il s'agit bien d'une névralgie professionnelle : ils sont astreints ou de rester presque toujours debout ou de marcher à petits pas.

GRATTEURS DES TIGES DE PORTE-CIGARES

L'observation curieuse de *Hnatek* [*Časopis*, *Česky*, 1896 ; cité par *Souques* (103, p. 316 et 317)] appartient au type *B* :

Obs. LXXXII. — Un ouvrier, fils d'alcoolique, qui travaillait, de cinq heures du matin à minuit, à gratter des tiges de porte-cigares, particulièrement de la main droite, le corps penché, éprouve des douleurs dans l'épaule droite. Quatre jours après, sa jeune femme constate une déformation de l'épaule. Il s'agit d'un homme très musclé qui, vu de dos, au repos, présente les troubles suivants : omoplate droite plus rapprochée du rachis que la gauche (1 centimètre de différence) en même temps qu'elle est plus élevée. L'élévation du bras au-dessus de l'horizontale est impossible au début, mais quelques semaines plus tard, elle dépasse le plan horizontal de 15 à 20 degrés.

GRAVEURS

Pour la méralgie paresthésique observée parfois chez des graveurs [*Brisard* (12)], v. *Avocats*.

HORLOGERS

Bernhardt (9, p. 343) écrit que, chez les horlogers, la paralysie du cubital est due au surmenage des petits muscles de la main ou à la pression exercée directement pendant le travail sur les troncs nerveux ou sur les petits muscles. L'observation personnelle ci-dessous, qui appartient sûrement au type *B*, confirme pleinement cette manière de voir. Ce qui plaide encore davantage en faveur de la compression, c'est l'existence d'un durillon au niveau de l'éminence thénar gauche (le malade employait de préférence cette main). L'observation III d'*Ott* (75) vient, elle aussi, à l'appui de cette assertion. Seulement il est permis de se demander si elle appartient bien au type *A*. En effet, le malade travaillait le coude appuyé sur la table et le cubital au coude était douloureux à la pression. Dans le doute, nous nous abstenons de la ranger dans un de nos types.

Obs. LXXXIII (personnelle). — *Lucien B...*, âgé de 51 ans, ouvrier horloger depuis 33 ans, vient pour la première fois à la consultation d'électrothérapie à la Salpêtrière le 30 novembre 1900.

Pas d'antécédents héréditaires. Comme antécédents personnels, il a eu une pleurésie il y a 5 ans, et de plus, à l'âge de 10 à 12 ans, a fait une chute du premier étage sur le pavé, d'où fracture probable du bord supérieur du radius gauche (présence d'un cal en ce point).

Le malade qui est monteur de boîtes de montres or ou argent, grave au burin les filets des boîtiers de montre préalablement fixés sur un tour. Il se sert de préférence de la main gauche, avec laquelle il maintient le burin appliqué contre le métal où doivent être gravés les filets. La partie de la main gauche la plus surmenée était l'éminence thénar avec laquelle il poussait et tapait pour enfoncer les boîtiers de montre sur le tour : il existait à cet endroit un durillon.

Il y a un an, en 1899, le malade étant en train de souder un boîtier (travail qui exige l'emploi d'un outil spécial, sorte de manche sur lequel est fixé le boîtier qui doit être soudé), il s'aperçut qu'il ne pouvait plus faire tourner dans ses doigts de la main gauche ce manche, afin de présenter successivement à la flamme du chalumeau les différentes parties de la pièce à souder. Il ne pouvait plus relever les doigts de la main gauche Pas de douleurs, ni fièvre. Il y avait seulement une espèce de crampe dans la main qui se fléchissait dans la paume et devenait raide. Ces crampes plus fréquentes l'hiver que l'été, revenaient dix fois par jour, et duraient une minute; elles n'étaient pas douloureuses. Il pouvait cependant encore tenir le burin (cela a été encore possible en avril dernier).

État actuel (30 novembre 1900). Homme de 51 ans, bien portant, bon appétit, ne tousse pas ; rien au cœur. Démarche normale, sans steppage, ni Romberg. Pas de syphilis, ni alcoolisme.

Le membre supérieur gauche est beaucoup plus mince que

le droit dans ses différents segments (bras, avant-bras, main). Mais l'attention est surtout attirée sur l'atrophie de la main gauche. C'est une main d'Aran-Duchenne type (main de singe) : atrophie des éminences thénar et hypothénar, ainsi que des interosseux dorsaux. Les doigts sont constamment en demi-flexion (première phalange en extension, les deuxième et troisième en flexion), et le malade ne peut les étendre ; de même pour le poignet, qui est en flexion forcée et que le malade ne peut étendre non plus.

Impossibilité d'opposer le pouce aux autres doigts. La flexion des doigts est conservée ; le bras et l'épaule ont conservé leurs forces.

Au contraire, la force de pression de la main gauche est très diminuée. La contractibilité idio-musculaire des muscles de cette main est très exagérée. Les réflexes du poignet et du coude sont supprimés. Le malade prétend avoir de petites secousses dans les muscles du bras et de l'avant-bras. Pas de *troubles trophiques*. La *sensibilité* générale est intacte sur tout le membre supérieur gauche.

Le malade se plaint d'une légère faiblesse de la main droite, mais on n'y observe pas d'atrophie musculaire, ni secousses idio-musculaires.

Etat électrique (examen du 30 novembre 1900) : Excitabilité *faradique* diminuée dans tout le membre supérieur gauche (distance moyenne des bobines, 70 à 75 millimètres) et presque abolie dans les éminences thénar et hypothénar de ce même côté. Excitabilité *galvanique* assez bonne dans tout le membre supérieur gauche, sauf aux éminences thénar et hypothénar où PFC > NFC, où les contractions sont lentes et où il y a de la diffusion du courant. Quant aux muscles cubital antérieur, adducteur du pouce et court adducteur du petit doigt, on y observe seulement l'inversion de la formule. Il y a également paresse des contractions dans le muscle long extenseur du pouce, mais pas d'inversion de la formule. Avec une intensité égale à 4 Ma, le long extenseur du pouce semble avoir de la tendance à entrer en tétanisation.

Traitement : Courant continu. Le malade revu le 17 décembre 1900 a moins de spasmes musculaires que précédemment.

La localisation étroite des troubles aux éminences thénar et hypothénar et aux interosseux gauches soumis directement à la compression par l'instrument dont se servait le malade, montre nettement que l'ancienne fracture du radius n'y est pour rien. Il s'agit donc, à n'en pas douter, d'une névrite professionnelle par compression

Voici l'observation III d'*Ott*.

Obs. LXXXIV.— Homme de 80 ans, horloger, travaille toujours le coude droit appuyé sur la table. Est atteint de cystite. En novembre 1884, après cathétérisme vésical, picotement et engourdissement des bouts des quatrième et cinquième doigts droits et, plus tard, diminution de la force de préhension : impossibilité de tenir les instruments. Anesthésie de la face palmaire du cinquième et de la moitié interne du quatrième doigt et du tiers cubital de la paume de la main ; anesthésie peu accusée de la face dorsale. Faiblesse surtout accusée du cinquième doigt et de l'adducteur du pouce droits. A la pression du cubital au coude, douleurs et sensation de picotement aux extrémités des deux derniers doigts droits. La galvanisation et l'iodure de potassium amenèrent une amélioration. En même temps, traitement de la cystite.

Pour l'épicondylalgie survenant chez les horlogers [*Bernhardt* (10) et *Féré* (33)], v. *Blanchisseuses.*

HOUEURS ET HOUEUSES

Les observations I-IV de *Zenker* (123), celles de *Roth* (92), l'observation I de *Frankenstein* (37) appartiennent toutes au type A. Le mécanisme de la névrite péronière fut exposé longuement dans le chapitre sur la pathogénie.

Vu l'importance capitale du mémoire de *Zenker*, nous croyons nécessaire de traduire le passage où il exprime sa manière de voir sur les troubles observés par lui chez un houeur et 3 houeuses : « Il s'agit d'une névrite donnant naissance à des troubles moteurs et sensitifs plus ou moins accusés des pieds et des jambes (d'un ou des deux côtés) ; elle survient assez souvent chez des sujets qui, en maniant le sol avec les mains, ont travaillé (ou pendant qu'ils travaillent) un temps prolongé à genoux ou accroupis. Compression et tiraillements des nerfs ; y a-t-il lieu de songer aussi à la compression des artères, à l'humidité, au froid ? »

Voici en résumé les observations I-IV de *Zenker* :

Obs. LXXXV. — Femme 33 ans, houeuse depuis 8 jours. Engourdissement de la jambe droite qui est plus froide ; fourmillements et mouvements moins énergiques. Hypoesthésie jusqu'au tiers supérieur de cette jambe. Réflexes normaux. Peu d'amaigrissement. RDP. Sensibilité électrique émoussée. Deux ans plus tard, amélioration assez notable.

Obs. LXXXVI. — Femme de 27 ans, houeuse pendant plusieurs semaines. Mêmes symptômes morbides à droite.

Obs. LXXXVII. — Homme de 36 ans, houeur depuis 8 jours. La sensibilité dans la région des orteils gauches est plus affectée que la motilité de toute la jambe gauche. Sensation de tapis sous le pied gauche. Amélioration notable.

Obs. LXXXVIII. — Femme de 50 ans, houeuse. Engourdissement, cryesthésie et paralysie, surtout à gauche. Hypoesthésie et même anesthésie complète à partir du cou-de-pied (surtout à gauche), s'accusant de plus en plus vers les orteils. Sensibilité au contact, plus accusée à la face interne de la jambe.

Roth (92), de son côté, se rappelle avoir examiné 2 malades (dont un houeur) avec des parésies des membres inférieurs ressemblant énormément à celles signalées par *Zenker*. Malheureusement, comme son attention n'était pas attirée sur ce sujet, il n'a pas pratiqué d'examen détaillé.

Voici enfin l'observation I de *Frankenstein* (37), où la paralysie intéresse les muscles innervés par le tibial :

Obs. LXXXIX. — Jeune fille de 18 ans. Dans un voyage en chemin de fer, les membres inférieurs étaient dans une position anormale (rotation en dedans à droite et en dehors à gauche), d'où difficulté de marcher et douleurs intenses aux membres inférieurs. Pendant huit semaines houeuse et arracheuse d'ivraie : s'est tenue sur les pointes des pieds et les jambes fortement fléchies sur les cuisses ; nu-pieds au début. Engourdissement, douleurs déchirantes aux orteils et faiblesse des deux pieds. Pas d'atrophie, pas de contracture, pas de troubles de la sensibilité. Muscles du mollet très sensibles à la pression ; pression au jarret provoque des douleurs aux orteils ; pression du péronier moins douloureuse. Absence du réflexe achilléen ; réflexe rotulien énergique.

Diagnostic ; Paralysie bilatérale dans le domaine du tibial. Amélioration notable.

La motilité volontaire des muscles est revenue dans ce cas avant que les réactions électriques des nerfs atteints fussent redevenues normales (*Duchenne*). *Erb* [cité par *Dejerine* (20a, p. 860)] attribue cette particularité à ce que la régénération du cylindre-axe précède celle de la myéline.

Les lésions du tibial coïncidant avec l'intégrité presque complète du péronier s'expliquent par l'attitude de la malade qui se tenait sur les pointes des pieds et les jambes fortement fléchies sur les cuisses.

Pour l'interprétation de la localisation des troubles, tantôt à droite, tantôt à gauche, v. *Tourbiers*.

IMPRIMEURS

L'observation d'*Oppenheim* (73, p. 406) appartient au type A. Malheureusement elle est trop peu explicite.

Obs. XC. — Imprimeur qui, pendant le travail, était obligé d'embrasser avec la main la poignée de la presse à imprimer : atrophie presque totale de tous les muscles de la main et des doigts. Cause : compression des petits muscles de la main ou des nerfs correspondants par le manche de la presse.

Rapportons aussi l'observation VII de *Schaefer* (95) qui appartient, elle aussi, au type A : les troubles constatés chez le malade, sont dus à la pression exercée par le composteur sur le nerf médian.

Obs. XCI. — Homme de 38 ans, compositeur d'imprimerie. Tient pendant le travail dans le bras gauche un composteur à angle droit. Depuis trois semaines, douleurs lancinantes s'irradiant jusqu'à l'épaule gauche, affaiblissement, tremblement du bras gauche. Plexus brachial douloureux à la pression.

IMPRIMEURS EN INDIENNES

L'observation de *Leudet* (63, obs. III) que nous rapportons, est du type A.

Obs. XCII. — Imprimeur en indiennes qui se servait d'un lourd maillet en bois avec lequel il frappait chaque jour, pendant plusieurs heures, sur une planche à imprimer. Main en griffe, flexion des trois derniers doigts de la main gauche très incomplète; au niveau de la contusion, induration fusiforme correspondant assez bien à la direction du cubital.

INGÉNIEURS

Pour la méralgie paresthésique signalée chez eux [Brisard (12)], v. *Avocats*.

JARDINIERS

Même remarque que pour la profession précédente [*Dopter* (21a, p. 335)]. Seulement pour les jardiniers la méralgie paresthésique peut être considérée comme une névrite professionnelle vraie.

JOUEURS DE CITHARE

Les deux observations de *Mœbius* (67) appartiennent au type A : la cause des troubles morbides est dans le ton spécialement dur de l'instrument et l'irritation excessive des terminaisons nerveuses des bouts des doigts, d'où névrite chez les personnes disposées.

Obs. XCIII. — Homme de 23 ans, joue la cithare depuis 4 ans, 3 heures par jour. Douleurs dans les espaces interosseux et l'éminence thénar, s'étendant de temps en temps à l'avant-bras. Muscles des éminences thénar, surtout à droite, légèrement atrophiés, ne réagissant, à la faradisation, qu'à un courant fort, mais réactions galvaniques normales. Amélioration notable par l'électrisation du plexus brachial.

Obs. XCIV. — Homme de 40 ans, professeur de cithare. Il y a 2 ans, après surmenage, parésie brusque du bras droit. *A l'examen* : douleurs lancinantes dans le domaine du cubital des deux côtés et à l'avant-bras droit ; faiblesse manifeste du bras droit, pas de paralysie, ni d'atrophie localisées. Douleurs à la nuque et difficulté de parler.

Il est évident que le dernier malade était en même temps neurasthénique : c'est ce qui explique, d'après nous, les derniers symptômes morbides.

JOURNALIÈRES

Pour la méralgie paresthésique observée chez une journalière [*Brisard* (12, p. 22)], v. *Avocats*. Elle est chez les journalières une névrite professionnelle vraie.

JUGES D'INSTRUCTION

Pour la méralgie parosthésique observée chez eux [*Brisard* (12)], v. *Avocats*.

LAMPISTES

L'observation de *Woodman* [*British medical Journal*, 7 octobre 1875 ; cité par *Souques* (103, p. 316)] appartient au type A.

Obs. XCV. — Marin de 39 ans. Nommé au grade de lampiste sur un navire, il avait chaque jour à allumer et à transporter 16 lampes avec réflecteurs et appareils, travail qui nécessitait des efforts d'élévation de l'épaule. Six mois après le début dans ses fonctions, il éprouva de la faiblesse dans l'épaule droite, avec difficulté d'élever le bras correspondant. Il continua cependant son métier en s'aidant du bras gauche ; six mois plus tard, il était incapable d'élever le bras droit et présentait les signes ordinaires de la paralysie du grand dentelé.

LAVEURS ET NETTOYEURS DES MURS

L'observation I de *Weber* (118) est difficile à interpréter. D'une part, le malade a eu à 16 ans une luxation traumatique du coude droit. D'autre part, il est alcoolique. La paralysie périphérique du cubital droit est-elle due à une névrite professionnelle ou à une névrite secondaire tardive consécutive à une luxation ancienne, peut-être compliquée de fracture de l'olécrâne? (V. pour les détails l'observation de *Huet* dans l'article *Menuisiers*.) L'auteur semble pencher plutôt vers la première supposition. En effet, il indique expressément que l'on avait affaire à un surmenage de l'avant-bras droit. Malheureusement l'observation ne donne de détails ni sur la marche de l'affection, ni sur la symptomatologie. Force nous est donc de nous abstenir de toute affirmation catégorique : nous réservons non seulement la place occupée pour ce cas dans notre classification (type A ou B), mais nous n'osons même pas affirmer qu'il s'agit bien d'une névrite professionnelle.

Obs. XCVI. — Homme de 43 ans, s'occupe à laver et à nettoyer les murs dans les maisons en réparation. Surmenage de l'avant-bras droit. Paralysie périphérique du cubital droit.

A 16 ans, luxation traumatique du coude droit. Alcoolisme.

LISSEURS

D'après *Oppenheim* (73, p. 406), il survient chez les lisseurs de l'atrophie du I interosseux et de l'opposant du pouce. Cette atrophie est due non seulement au surmenage de ces muscles, mais aussi à leur compression par l'instrument embrassé par la main.

LITHOGRAPHES

L'observation IV de *Schaefer* (95) appartient probablement au type A : la névrite cubitale probable est provoquée par les manipulations spéciales au métier de lithographe (chromolithographe).

Obs. XCVII. — Homme de 28 ans, lithographe (chromolithographe depuis 11 ans). Pendant le cylindrage, les deux bras sont uniformément employés, dans le reste du travail le bras droit est contracté plus énergiquement. Il y a neuf mois, douleurs lancinantes dans les deux bras, surtout dans le bras droit, s'irradiant du coude vers les doigts qui se contractent parfois spasmodiquement, et douleurs dans les muscles du bras droit. Affaiblissement graduel du bras droit. *A l'examen* : douleurs disparues, mais affaiblissement plus accusé, ainsi qu'amaigrissement de l'avant-bras droit (1 cent. de circonférence moins que le gauche). Sensibilité normale. Pas de douleur à la pression des troncs nerveux

MACHINISTES

Pour l'épicondylalgie chez les machinistes [*Bernhardt* (10)], v. *Blanchisseuses*. Il faut remarquer que, chez eux, l'épicondylalgie est parfois bilatérale.

MAÇONS

Pour l'épicondylalgie observée chez eux [*Bernhardt* (10) et *Féré* (33)], v. *Blanchisseuses*.

MAITRES D'ARMES

Pour l'épicondylalgie chez les maitres d'armes [*A. Coudere*, thèse de Bordeaux, 1896 ; cité par *Féré* (33)], v. *Blanchisseuses*.

MANŒUVRES

Pour l'épicondylalgie chez les manœuvres [*Féré* (33)], v. *Blanchisseuses*.

MÉDECINS

Pour la méralgie paresthésique survenant chez les médecins [*Brisard* (12) et *Dopter* (21 a, p. 335 et 339)], v. *Avocats*. Une chose à noter : tous les auteurs qui se sont occupés de cette question, sont unanimes à déclarer que la proportion des médecins atteints de cette affection est considérable ; ils entrent « en première ligne », d'après *Brisard* (p. 11). Cette fréquence relativement grande tient, d'une part, à ce que les médecins restent longtemps au lit de leurs malades, montent des escaliers, marchent beaucoup à pied, piétinent beaucoup dans les salles d'hôpital et, d'autre part, suivant la juste remarque de *Sabrazès* et *Cabannes*, les médecins s'observent mieux, analysent leurs sensations beaucoup plus que tous les autres ; il n'est donc pas étonnant que l'on trouve dans la littérature médicale un grand nombre d'observations concernant des médecins. Il faut de plus observer que plusieurs auteurs des mémoires ou des thèses sur la méralgie paresthésique, étaient eux-mêmes atteints de cette affection, p. ex. *Escat.* Ce qui tend à confirmer l'opinion de *Sabrazès* et de *Cabannes*, c'est le nombre relativement de beaucoup plus restreint de gardiens de musée chez lesquels la méralgie paresthésique serait survenue; or, quelle autre profession pourrait *a priori* en favoriser davantage l'apparition? Autre raison pourquoi, d'après nous, les médecins occupent le premier rang dans la liste des sujets atteints de méralgie paresthésique : tous les cas les concernant sont publiés, surtout dans ces derniers temps quand l'attention du monde médical est attirée sur cette question.

MÉGISSIERS

L'observation IV de *Janzer* (58) nous semble très douteuse. En effet, le mégissier, âgé de 41 ans, dont il s'agit était alcoolique et saturnin. Il est donc difficile de dire si l'on a affaire à une névrite professionnelle. Aussi ne faisons-nous que la mentionner sans entrer dans des détails.

MENUISIERS

Nous possédons plusieurs observations de névrites professionnelles des menuisiers appartenant au type *A*, à savoir les observations de *Huet* (55), de *Leudet* (63, obs. I), de *Morstadt* (68, obs. I) et aussi probablement de *Herzog* [obs. I; cité par *Muthmann* (70, p. 25 et 26)]. D'autre part il existe une observation de névrite professionnelle du type B, celle de *Remak* (82) : la névrite du péronier identique à celle des houeuses, est due à ce que le malade en question avait raboté le plancher à genoux. En passant : des cas semblables ne doivent pas être très rares, les menuisiers travaillant souvent à genoux.

Bernhardt (9, p. 312 et 313) rappelle que la paralysie du grand dentelé se rencontre chez les menuisiers (pour la pathogénie, v. *Forgerons*). Voici l'observation I de Morstadt qui vient à l'appui de cette assertion :

Obs. XCVIII. — Homme de 27 ans, menuisier. Il y a six semaines, affaiblissement du bras droit allant en deux jours jusqu'à l'impossibilité d'élever le bras jusqu'à l'horizontale. Dans les premiers jours, douleurs dans la région du deltoïde et à l'épaule. RD du grand dentelé droit qui est moins bien développé. La galvanisation n'a pas donné de résultats. Il est à remarquer que le malade s'est surmené.

Mais ce sont surtout les divers nerfs constituant le plexus brachial (surtout dans leurs terminaisons à la main) qui se prennent par suite de la compression subie par eux. *Bernhardt* (7 et 9, p. 335 et 336) explique les troubles sensitifs de la main limités au médian avec paralysie et RD, par la compression fréquente des muscles de la paume de la main. La même étiologie est applicable au cas de *Huet* où il s'agissait aussi de la compression du cubital. Voici ce cas intéressant :

Obs. XCIX. — Jeune homme de 19 ans, menuisier depuis quatre ans. Il y a un an, engourdissement et fourmillements au bord cubital et aux deux derniers doigts de la main droite, avec affaiblissement et maladresse de cette main, et peu après atrophie musculaire. *A l'examen* : Pas de troubles sensitifs dans le domaine du cubital à la main (les fourmillements ont disparu), atrophie très appréciable des muscles de l'éminence hypothénar et de divers muscles interosseux, atrophie un peu moins accentuée des muscles de l'éminence thénar ; pas de troubles sensitifs dans le domaine du médian. RD. de tous les muscles de la main innervés par le cubital (hypothénar, adducteur du pouce et interosseux) ; quant aux muscles de la main innervés par le médian, elle est un peu moins accusée dans le court abducteur du pouce que dans l'opposant et le court fléchisseur du pouce. Affaiblissement des mouvements des muscles de la main, impossibilité d'opposer le pouce au cinquième et opposition avec le quatrième doigt mal exécutée : il arrive tout au plus en contact avec le bord externe de sa dernière phalange. Force dynamométrique : 22 kilogr. à droite contre 45 kilogr. à gauche : ce sont les muscles de l'avant-bras (fléchisseurs des doigts) tout à fait normaux qui interviennent pour donner ce résultat.

Il y a 10 ans, traumatisme du coude ; pendant plusieurs semaines, l'avant-bras était porté dans une écharpe. La radiographie démontre qu'il s'agit d'une fracture de l'épitrochlée qui est fixée à la partie inférieure de l'olécrâne. Pas d'autres déformations ; divers mouvements du coude tout à fait normaux.

On n'a pas affaire ici à une névrite tardive consécutive à la fracture du coude (1) [v. *A. Mouchet*, Fractures de l'extrémité inférieure de l'humérus (*Th.*, Paris, 1898) ; *Broca* et *Mouchet*, Complications nerveuses de la fracture de l'extrémité inférieure de l'humérus]. Ce qui le démontre, c'est d'une part, la coexistence de la névrite du médian à la main (complication immédiate et très précoce), d'autre part l'absence de toute compression de ce

(1) On pourrait y penser en prenant en considération la tuméfaction du cubital au coude et la sensibilité plus prononcée à la pression. Et en effet, *Brissaud* (discussion de cette observation) se prononce plutôt pour une névrite consécutive à la fracture du coude.

nerf (radiographie), la bonne conservation des muscles de l'avant-bras et l'intégrité à peu près complète de la réaction électrique.

Pendant plusieurs semaines les muscles des éminences thénar et hypothénar étaient très exposés à des compressions prolongées et assez fortes : le malade avait à creuser des cannelures sur des barreaux de rampe d'escalier. Il se servait dans ce but d'une sorte de plane à lame étroite qu'il poussait devant lui, les éminences thénar et hypothénar appliquées à droite et à gauche sur les manches de l'instrument. C'est à cette époque que sont apparus les fourmillements dans le domaine du cubital droit, puis des troubles moteurs et l'atrophie des muscles. Les troubles sont limités au côté droit, soit parce qu'il déployait plus de forces à droite, soit parce qu'il y était obligé à plus d'effort par suite de l'ancienne fracture. Les nerfs étaient comprimés à travers les muscles.

Cette étiologie est confirmée par l'observation suivante de *Huet* et *Dignat* :

Obs. C. — Femme âgée qui, malgré une affection de jambes dont elle est atteinte, marche beaucoup en ayant recours continuellement à l'aide d'une canne : il est survenu chez elle une paralysie des petits muscles de la main, avec atrophie et RD., causée par la pression prolongée de la poignée.

On pourrait rapprocher de cette observation celle de *Bernhardt* [communication orale à *Weber* (118, p. 187-188)].

Obs. C a. — En bas âge, fracture de l'olécrâne ; à l'âge de 31 ans, atrophie des interosseux avec RD. et hypoesthésie dans le domaine du cubital. Cet individu écrivait beaucoup : ne pourait-on songer au surmenage ? Ou s'agit-il de compression du cubital par l'ancienne fracture ?

L'observation de *Leudet* (63, obs. I) concerne une paralysie des muscles de l'éminence hypothénar par pression du rabot.

Obs. CI. — Il s'agit d'un menuisier se servant d'un rabot pour égaliser le bois qui appuyait sur l'hypothénar (surtout rabot plus étroit pour faire des moulures). Douleur dans l'étendue du cubital à l'avant-bras, au bras et aux doigts (surtout au quatrième et au cinquième) droits ; elle est augmentée par la pression ; troubles dans les mouvements des quatrième et cinquième doigts, sensibilité cutanée normale.

Rapportons enfin l'observation I de *Herzog* [*Zeitschrift für praktische Aerzte*, 1896, p. 95 ; cité par *Muthmann* (70, p. 25-26)] où il s'agirait de surmenage du bras droit pendant le travail, et que l'auteur considère comme une forme de transition entre les crampes et la paralysie professionnelles.

Obs. CII. — Homme de 49 ans, menuisier. Tremblement du membre supérieur droit pendant le sciage et le rabotage, tremblement s'aggravant avec le temps ; parfois douleurs dans la région frontale droite et bourdonnements d'oreille de ce côté. Secousses fibrillaires des muscles deltoïde, trapèze, long supinateur et long abducteur du pouce. Aplatissement manifeste du deltoïde. Diminution notable de la force musculaire à droite, à peine mouvements d'abduction et d'adduction des doigts, impossibilité d'opposer le pouce au petit doigt. Sensibilité normale. Cyanose de la main droite. Plexus brachial droit très douloureux à la pression. Pupille droite très dilatée (irritation du sympathique survenant parfois en cas de névrite du plexus brachial).

Quant à l'observation de *Remak* (82) qui, comme nous l'avons dit, se rapporte au type B, la voici :

Obs. CIII. — Il s'agit d'un menuisier qui, en rabotant le plancher, travaillait à genoux. Paralysie du péronier dès les premiers jours de ce travail. L'électricité amena la guérison en 8 jours.

Pour la méralgie paresthésique survenant parfois chez les menuisiers [*Brisard* (12, p. 72)], v. *Avocats*. V. aussi *Blanchisseuses* pour l'épicondylalgie observée chez les menuisiers [*Bernhard* (10) dans 3 cas et *Féré* (33)].

MINEURS

Seeligmüller [cité par *Grasset* et *Rauzier* (49, p. 312)] signale la paralysie radiale survenant chez des mineurs qui, travaillant dans une galerie étroite, sont étendus sur un côté du corps et se servent exclusivement du bras de l'autre côté. Pas d'observations détaillées.

MOISSONNEURS

Pour la paralysie du grand dentelé observée chez eux [*Morstadt* (68)], v. *Cultivateurs*.

MONTEURS

Les observations II-V de *Herzog* [*Zeitschrift für praktische Aerzte*; cité par *Muthmann* (70, p. 26-27, 27-28, 28, 28-29)] appartiennent toutes au type A : tous les troubles observés chez ces ouvriers sont provoqués par l'usage de lourds marteaux dont ils se servent pour travailler la fonte dure. Sous ce rapport, ils ne diffèrent en rien de ceux rencontrés chez les forgerons (v. ce mot). Seule l'observation IV peut élever des doutes : l'alcoolisme est, à coup sûr pour quelque chose dans la symptomatologie. Peut-être y joue-t-il un rôle prépondérant ? Néanmoins nous la résumons, parce qu'il est impossible de se prononcer catégoriquement là-dessus.

Voici les observations II-V de *Herzog* dans l'ordre adopté par lui :

Obs. CIV (p. 26 27). — Homme, monteur, travaille depuis plusieurs années la fonte très dure. Douleurs au bras droit survenant par accès et s'irradiant, pendant le travail, à l'épaule et au dos ; s'exacerbent avec le temps et surviennent parfois spontanément. Les mouvements du membre supérieur devenant de plus en plus difficiles et l'état général s'aggravant, le malade interrompt tout travail. *A l'examen* : Latéralement le bras droit ne peut être élevé même jusqu'à l'horizontale, en avant l'élévation du bras dépasse un peu l'horizontale, tandis qu'en arrière il ne peut exécuter presqu'aucun mouvement. Tandis que ces mouvements s'accomplissent, actifs aussi bien que passifs, les douleurs surviennent par accès parfois de quelques minutes de durée, et le bras droit se met à trembler. Cyanose de la main et de l'avant-bras droits, diminution notable de la force musculaire; pas d'atrophie, ni RD. ; secousses fibrillaires fréquentes. Hyperalgie de la face antérieure du bras droit. *4 mois plus tard* : douleurs diminuées, force musculaire augmentée ; deltoïde manifestement atrophié, atrophie légère des muscles du bras. (Atrophie par défaut d'activité ? Pendant tous ces 4 mois le malade n'a pas travaillé.) *Un mois plus tard encore* : hyperesthésie tactile à peu près limitée aux domaines du circonflexe et des branches cutanées du médian, légère hypalgie du bras droit.

De temps en temps secousses cloniques du deltoïde, des extenseurs de l'avant-bras, des interosseux et des petits muscles de la paume de la main droite. Amélioration obtenue grâce aux enveloppements chauds, au massage, à la galvanisation.

Obs. CV (p. 27-28). — Homme de 21 ans. Depuis 1 an 1/4, douleurs au bras droit (ainsi que douleurs à la tempe droite et à la nuque avec irradiation du côté droit de l'occiput. Force musculaire diminuée, engourdissement des 2 derniers doigts. *A l'examen* : Engourdissement surtout accusé à la partie externe de la face antérieure du bras droit, secousses fibrillaires du deltoïde et, la plupart du temps, du biceps et du triceps, parfois secousses cloniques des mêmes muscles. Les mouvements du membre supérieur droit en arrière s'accomplissent avec difficulté ; tous les mouvements, surtout ceux de rotation, sont douloureux. Le plexus brachial (au creux de l'aisselle), le médian (dans la coulisse bicipitale) et le grand occipital sont sensibles à la pression. Sensibilité cutanée et excitabilité électrique normales.

Obs. CVI (p. 28). — Monteur, alcoolique, avec hérédité chargée. Douleurs fulgurantes au bras droit avec irradiations fréquentes du côté droit de l'occiput, parfois vers le dos et même jusqu'à l'épaule gauche ; les douleurs sont surtout accusées le soir et le bras pendant le long du corps. Engourdissement de la main droite (parfois de tout le membre supérieur droit), surtout après l'apparition des douleurs. Impossibilité d'exécuter des mouvements fins. *A l'examen* : hypalgie du membre supérieur droit : plexus brachial, médian et grand occipital douloureux à la pression. Cyanose de la main droite et de la moitié de l'avant-bras droit. Secousses cloniques du deltoïde, du biceps, du triceps, du grand pectoral et du long supinateur. Diminution notable de la mobilité de l'articulation scapulo-humérale droite, force musculaire considérablement diminuée à droite.

Obs. CVII (p. 28-29). — Homme de 48 ans, accomplit un travail très fatigant. Depuis longtemps, douleurs au coude, à l'humérus, à la clavicule et à l'omoplate droits, s'irradiant au milieu du dos et, de temps en temps, à la moitié droite de la tête. Lourdeur du membre supérieur droit et fourmillements dans toute la main droite. *A l'examen* : épaule droite abaissée, deltoïde droit légèrement atrophié (secousses fibrillaires), amaigrissement du bras droit, diminution considérable de la force musculaire. Mouvements de latéralité et en arrière diminués par suite de la douleur. Sensibilité cutanée et excitabilité électrique normales. Hyperidrose de la main droite. Points sensibles à la pression : *à droite*, au-dessus du point de sortie du grand occipital, près des apophyses épineuses des 2 premières vertèbres cervicales, plexus brachial, médian, radial et cubital (au bras).

L'auteur a observé 2 à 5 cas semblables dans la même usine. Surmenage de tous les muscles du bras et de l'épaule, par suite de l'usage de lourds marteaux pour travailler la fonte dure.

NOTAIRES

Pour la méralgie paresthésique chez les notaires [*Brisard* (12), *Dopter* (21 a, p. 336)] v. *Avocats*.

OFFICIERS

Pour la névralgie paresthésique rencontrée chez eux [*Brisard* (12), *Dopter* (21 a, p. 335)], v. *Avocats* ; elle est provoquée chez eux parce qu'ils se livrent à de grandes marches ou sont forcés de garder longtemps debout la même position dans l'immobilité.

PAPETIERS

L'observation I de *Huet*, *Duval* et *Guillain* (57) appartient au type B : la paralysie radiculaire du plexus brachial survenue dans ce cas, ne diffère en rien de celle des porteurs de briques, des déchargeurs de charbon, etc., pour lesquels elle est spécifique.

Obs. CVIII. — Homme de 60 ans, papetier. Il portait sur l'épaule gauche de lourdes rames de papier (parfois jusqu'à 100 kilogr.). En février 1900, impotence fonctionnelle brusque du bras gauche, RDP. des trois portions du deltoïde, moins accusées au biceps et aux muscles antérieurs du bras, traces de RD. dans le long supinateur gauche.

PAVEURS

Comme pour les houeuses (v. ce mot), la position accroupie est presque normale pour les paveurs : aussi les altérations du péronier sont-elles spécifiques pour cette profession. En d'autres termes, l'observation IV d'*Ott* (75) peut être classée parmi celles du type A. Pour le mécanisme des lésions du sciatique poplité externe, v. le chapitre sur la pathogénie.

Obs. CIX. — Homme de 30 ans, ancien fabricant de carnets. Resté sans travail, il se mit à paver une cour aux briques, se tenait constamment accroupi. Le troisième jour, douleurs par suite de la flexion extrême des genoux (surtout à gauche) et grande difficulté de se lever. Repos pendant quelques jours, jambe droite guérie, jambe gauche continuant à être affaiblie ; pas de douleurs, ni spasmes musculaires. Steppe du pied gauche (impossibilité d'exécuter avec le pied les mouvements de flexion, d'abduction et d'adduction, ni d'étendre les orteils, par suite des lésions du nerf sciatique poplité externe ; le pied se met en extension quand il essaie d'accomplir les mouvements dont il vient d'être question). Anesthésie dans le domaine du péronier (côté extension de la jambe). Réflexe plantaire aboli, réflexe rotulien normal. Nerfs non douloureux à la pression. RDP. des muscles innervés par le péronier. Le traitement (galvanisation, iodure de potassium) et le repos continué pendant trois semaines n'ont pas été suivis d'amélioration.

PEINTRES EN BATIMENT

L'intoxication saturnine (paralysie radiale) ne rentrant pas, par définition, dans le cadre des névrites professionnelles, il ne reste à mentionner comme telles que la paralysie du grand dentelé observée chez les peintres en bâtiment. Elle serait due, d'après *Bernhardt* (9, p. 312 et 313) à la compression du nerf grand dentelé par le scalène moyen pendant les mouvements d'élévation du bras, en même temps qu'au surmenage du grand dentelé.

PÉTRISSEUSES D'ARGILE

L'observation V de *Zenker* (123) appartient au type A. Pour le mécanisme et les détails, v. *Houeurs et houeuses*.

Obs. CX. — Femme de 21 ans, pétrissait pendant un jour de l'argile. Engourdissement à droite, surtout aux orteils, anesthésie à la face interne du pied.

PHARMACIENS

Pour la méralgie paresthésique observée chez eux [*Brisard* (12)], v. *Avocats*.

PLIEURS DE JOURNAUX

Cette observation de *Schaefer* (95, obs. III) est à cheval entre une névrite et une crampe professionnelle. Elle appartient au type A.

Obs. CXI. — Homme de 36 ans, plieur de journaux, travaille à ce métier depuis l'âge de 17 ans. Plie 2000 exemplaires par heure (16-17 par minute). Durée du travail : de 4 à 6 heures de l'après-midi et de 10 heures et demie du soir jusqu'à 5 heures du matin. Il y a un an, faiblesse et raideur des trois derniers doigts droits accompagnées bientôt de fourmillements dans les mêmes doigts et de douleurs au milieu de l'avant bras. Amélioration par traitement, mais réapparition dès qu'il s'est remis au travail, douleurs intenses et faiblesse du bras droit, crampes intenses. Neurasthénie. Pas d'amélioration. Les troubles ne se manifestent que pendant l'accomplissement des mouvements complexes (mettre le chapeau, etc.) : le bras en abduction et levé jusqu'à une certaine hauteur, l'avant-bras en flexion et en pronation, les crampes surviennent immédiatement. Or, ce sont les mouvements qu'il exécutait pendant le travail. Excitabilité faradique exagérée des interosseux dorsaux I et II, hypoexcitabilité faradique des interosseux dorsaux III et IV et de l'adducteur du pouce. Sensibilité normale.

PIQUEUSES A LA MACHINE

Dans ce cas de *Charcot* et *Meige* (18) la sciatique-névrite est due à l'abus de la machine à coudre : nous avons donc affaire à une observation du type A.

OBS. CXII. — Femme de 27 ans, piqueuse à la machine depuis l'âge de 14 ans, travaille en moyenne 14 heures par jour. Le pied droit se fatigue davantage : elle fait le mouvement de pédale successivement avec les deux pieds. La nuit, des crampes aux pieds et à la jambe, surtout à droite. Les douleurs de la jambe droite, localisées dans le domaine du nerf sciatique poplité externe, gênent la marche et rendent fort pénible le maniement de la machine à coudre. Le pied est froid et rouge, violacé par places ; elle a de la peine à le redresser ; douleurs aux niveaux des tendons d'Achille.

Points douloureux du sciatique (fessier, entre l'ischion et le grand trochanter, fémoral, péronéen et malléolaire). Le traitement électrique fait disparaître les douleurs après huit mois environ, mais le pied est resté tombant, il bute contre tout obstacle. La marche est pénible. Dans la station verticale, le poids du corps repose sur la jambe gauche. Le talon du pied droit ne touche point le sol, dont il est très peu distant. Légère hyperesthésie de la jambe et du pied droits, paresthésie (picotements, chatouillement) surtout après être restée longtemps assise. Plaque d'anesthésie à la face antéro externe de la cuisse droite (domaine du musculo-cutané, branche du crural). Atrophie musculaire notable allant croissant de la cuisse à la jambe. RD. des muscles de la jambe, excepté le triceps sural.

Pied bot équin incomplet : le pied n'est pas tout à fait ballant dans l'articulation tibio-tarsienne. La flexion du pied sur la jambe est arrêtée par une résistance fibreuse. Cela tient à une production fibro tendineuse.

Diagnostic : Sciatique-névrite provoquée par l'usage de la machine à coudre, ayant débuté par le sciatique poplité externe et amené rapidement une paralysie amyotrophique ; névrite ascendante.

La sœur de la malade, ouvrière à la machine, ressent des crampes à la jambe droite.

D'après *Layet* (Hygiène des professions, 1875, p. 500 ; cité par *Charcot* et *Meige*), il y aurait, chez les ouvrières à la machine, de l'affaiblissement de l'innervation des membres inférieurs (altérations trophiques de certains départements de la moelle épinière ?).

POLISSEURS DE PIERRES

Pour l'épicondylalgie survenant chez ces ouvriers, [*Bernardt* (10.], v. *Blanchisseuses*.

POLISSEUSES D'OR

Les deux observations de *Gessler* (45a) appartiennent au type A : l'atrophie est exactement limitée aux muscles entrant en action pendant le travail (extenseurs du poignet, interosseux, lombricaux, hypothénar et thénar). Il s'agit bien d'une névrite professionnelle intermusculaire des plaques motrices. Ce qui plaide en faveur de cette hypothèse et va à l'encontre de l'origine myopathique, centrale ou purement périphérique (tronculaire) de cette atrophie, c'est sa limitation exacte à certains groupes musculaires, sa gravité, l'absence de toute tendance à la propagation, l'absence de tout trouble sensitif objectif, l'excitabilité électrique normale des troncs nerveux pendant que les muscles atrophiés donnent RD., et la guérison rapide après institution d'un traitement approprié.

Obs. CXIII. — Femme de 21 ans, travaille depuis huit ans dans la fabrique d'or de Pforzheim. Il y a un an et demi, engourdissement des deux derniers doigts et impossibilité de les étendre. Cyanose de la main droite et, en fin de compte, paralysie de la main droite et atrophie des muscles de cette main. *A l'examen* : Atrophie légère des muscles extenseurs de l'avant-bras droit ; au dos de la main, saillie intense du tendon de l'extenseur commun des doigts. Pouce en abduction, en hyperextension et fortement dévié vers son bord interne, en outre atrophie du I interosseux externe. Index un peu dévié vers le bord interne, dernière phalange légèrement fléchie. Petit doigt et annulaire fortement en abduction, les phalanges terminales fortement fléchies. Atrophie accusée de l'hypothénar, atrophie légère du thénar. Sensibilité normale. Mobilité des doigts fortement diminuée, presqu'impossibilité de tenir les objets. Muscles de la main ne réagissent pas à l'excitation électrique des troncs nerveux, RD. des interosseux et des lombricaux, RDP. de l'hypothénar et hypoexcitabilité électrique du thénar.

Les ouvrières tiennent l'objet à polir près de la machine en rotation : main droite en hyperextension, premières phalanges à angle droit sur le métacarpe, les deux dernières phalanges fléchies sur première, pouce et petit doigt en adduction et en opposition. L'atrophie est donc limitée exactement aux muscles entrant en contraction pendant le travail (extenseurs du poignet, interosseux, lombricaux, hypothénar et thénar).

Obs. CXIV. — Autre femme : mêmes phénomènes.

Pronostic bénin de ces névrites, guérison rapide après institution d'un traitement approprié. Toutefois, non traitées, elles peuvent atteindre la systématisation des névrites d'origine centrale.

PORTEFAIX

Rieder (90) rappelle la paralysie du grand dentelé survenant chez les portefaix par suite de la pression exercée par la courroie. Pas d'observation. Pour les *porteurs de pianos*, nous avons l'observation de *Bernhardt* [*Zeitschrift fuer klinische Medicin*, 1882, p. 414 ; constitue l'obs. XVII de *Secrétan* (97, p. 24-25)] : elle appartient au type A : la paralysie *Erb-Duchenne* est due à la pression du plexus brachial dans l'accomplissement du métier de portefaix.

Obs. CXV. — Homme de 50 ans, avait porté le 20 avril 1880 un piano au haut de l'escalier. Le lien suspenseur qui embrassait l'épaule droite du malade, pressait de toute sa force sur la région claviculaire droite qui était en outre très tendue, parce que la tête était inclinée à gauche. Aussitôt le malade ressentit des douleurs à la région sus-claviculaire droite. *Fin de ce mois* : Paralysie du deltoïde, du biceps, du brachial antérieur et du long supinateur. Région sous-épineuse droite très sensible à la pression. Rotation en dehors du bras très faible. Sensibilité obtuse et fourmillements aux bouts de tous les doigts, sauf le cinquième. Pas RD. L'électricité amena la guérison en quatre semaines.

PORTEURS D'EAU A RENNES

L'observation curieuse de *Bachon* [Mémoires de médecine militaire, 1861 ; cité par *Grasset* et *Rauzier* (49, p. 312) et par *Bernhardt* (9, p. 356)] sur la paralysie radiale chez les porteurs d'eau à Rennes appartient au type *A*.

Obs. CXVI. — A Rennes on portait de l'eau dans de grands vases en fer blanc appelés buies et qui, remplis d'eau, pesaient 38 kilogr. On appliquait sur la poitrine le ventre de cette espèce de cruche, et l'on passait le bras dans l'anse pour retenir solidement la buie. Le bras était ainsi comprimé à sa partie postérieure et externe. Tous les ans il y avait plusieurs cas de paralysie radiale due à cette cause.

PORTEURS DE BRIQUES

La paralysie des porteurs de briques (bardeurs) étudiée pour la première fois par *Rieder* (90) en 1893 et dont *Gerhardt* (44) a donné en 1898 une nouvelle observation, appartient au type *A*. Elle survient chez de jeunes hommes à clavicule flexible : la charge trop pesante (max. 32 à 36 kilogr.) dévie vers le bas la partie moyenne de l'os qui exerce son action compressive directe sur le plexus brachial ou les troncs nerveux situés entre les plexus sus et sous-claviculaires. C'est le tronc postérieur du plexus brachial fournissant le radial et le circonflexe, qui est le plus lésé : le radial est plus vulnérable que le cubital et le médian. Du reste, en cas de charges lourdes (sacs) portées sur l'épaule, le cubital peut être atteint à son tour. La charge pesant surtout sur l'épaule gauche (la main gauche s'oppose au glissement du bard), c'est de ce côté que survient la parésie. Une seule exception à cette règle : l'obs. II de *Rieder* où la parésie était bilatérale. L'auteur est d'avis que la parésie est due plutôt à une dégénérescence secondaire des nerfs consécutive à la compression qu'à une névrite proprement dite.

Nous rapporterons en détail seulement l'obs. I de *Rieder*; dans les deux autres nous n'indiquerons que ce qui les différencie de celle-ci.

Obs. CXVII. — Jeune homme de 19 ans, journalier. Il se servit d'un bard tenu à l'aide de 2 perches fixées à sa face inférieure. Douleurs à la pression des troncs nerveux de la région sus claviculaire (parfois aussi des côtés externe et interne du bras) gauche. Paresthésies (fourmillements, engourdissement); pas d'anesthésie, ni douleurs, ni troubles vasomoteurs, ni trophiques. Très légère atrophie. Légers troubles moteurs du bras et de l'avant-bras gauches, n'intéressant ni le grand dentelé, ni les muscles du thorax et de l'épaule. Réflexes normaux. Hypoexcitabilité électrique (galvanique et faradique) des muscles légèrement atrophiés. Pas de troubles du côté du sympathique. Pronostic favorable. Traitement : électricité (galvanisation stabile), massage, bain chauds, dérivatifs cutanés.

Obs. CXVIII. — Les mêmes phénomènes chez un homme de 24 ans, à part l'absense de toute atrophie et la présence d'une parésie bilatérale dans le cas présent.

Obs. CXIX.—Mêmes phénomènes que dans l'obs. I (CXVII), seulement absence d'atrophie et pronostic plus sombre dans le cas présent par suite d'une récidive : le malade fut obligé de changer de profession.

On voit donc que dans la « paralysie des bardeurs » il s'agit plutôt de parésie que de paralysie proprement dite. Le diagnostic différentiel se fera avec l'interruption de conductibilité mécanique et avec la névrite traumatique secondaire.

L'observation de *Gerhardt* (44) est presque superposable à celles que nous venons d'analyser :

Obs. CXX. — Homme de 20 ans, ancien paysan, porta pour la première fois, il y a 10 jours, un brancard maintenu en place à l'aide de deux perches fixées par en haut et posées sur les épaules. Légère sensation de fourmillements dans le bras gauche qui allait en s'accentuant, et le 3e jour le malade fut obligé de cesser le travail par suite de la parésie du bras gauche. Paralysie complète du deltoïde et du sous-épineux, affaiblissement notable du biceps et du brachial antérieur, parésie plus accusée du long supinateur. Pas de troubles objectifs de la sensibilité, mais fourmillements dans tout le bras, le pouce et l'index du côté droit. Amélioration notable et rapide de la parésie des fléchisseurs de l'avant bras gauche ; on s'aperçut alors que le bras droit était fléchi avec moins de force que le bras gauche (le malade est droitier).

Diagnostic : Parésie d'*Erb* prononcée à gauche et parésie légère à droite. Pas RD., ce qui est presque la règle. Quant aux troubles sensitifs et à la paralysie du nerf sus-scapulaire, ils sont rares dans cette paralysie professionnelle.

Il est intéressant de comparer cette paralysie des porteurs de briques à l'observation LXXX de *Duchenne* (23, p. 502-504).

Obs. CXXI. — Il s'agit d'une jeune fille à laquelle, quand elle était âgée de 11 ans, le maître d'école du village imposait en punition de porter une grande pierre dans chaque main, pendant près d'une année : c'est pendant cette époque que ses épaules ont fait saillie en arrière et que s'est formée chez elle l'énorme cambrure du tronc observée pendant la station debout. *A l'examen* : paralysie bilatérale du grand dentelé, du trapèze et du rhomboïde.

La localisation de l'action mécanique n'étant pas la même, les troubles consécutifs sont aussi tout différents : les muscles paralysés dans ce dernier cas, restent toujours intacts en cas de paralysie des porteurs de briques.

PORTEURS DE PIANOS

V. *Portefaix*, l'observation de *Bernhardt*.

PORTIERS

Nous ne rapportons pas l'observation XII de *Janzer* (58) concernant un portier, parce que le rhumatisme et l'intoxication nicotinique très accusée ne permettent pas d'affirmer si l'on a affaire à une névrite cubitale professionnelle ou toxi-infectieuse.

POSEURS D'ASPHALTE

Dans l'observation de *Bernhardt* (8) l'étiologie et le mécanisme de la paralysie péronière chez le poseur d'asphalte est identique à celle des houeuses (v. ce mot) : il s'agit d'une névrite professionnelle appartenant au type A.

Obs. CXXII. — Homme de 31 ans, poseur d'asphalte, travaille à genoux. Paralysie subite des muscles innervés par le sciatique poplité externe droit (jambier antérieur, long extenseur du gros orteil, extenseur commun des orteils, péroniers) ; pas RD. ; engourdissement à la région postéro externe du mollet ; pas de douleurs. L'électricité amena une amélioration notable.

POSEURS DE CONDUITES D'EAU

Dans cette observation rapportée par *Bernhardt* (9, p. 409), l'étiologie et le mécanisme de la paralysie du nerf sciatique poplité externe est aussi identique à celle des houeuses (v. ce mot) : il s'agit donc d'un cas appartenant au type A.

Obs. CXXIII. — Il s'agit d'un homme ayant séjourné, à genoux, un certain temps dans un fossé pour la pose des conduites d'eau : il est survenu chez lui une paralysie du nerf péronier.

Bernhardt ne dit pas de quel côté siégeait la paralysie.

PREMIERS CORS

V. *Soldats*.

PROFESSEURS

Pour la névralgie paresthésique observée parfois chez des professeurs [*Brisard* (12)], v. *Avocats*.

RAFFINEURS

L'observation I de *Vigouroux* (115) se rapporte au type A. En effet, l'ouvrier transportait en courant, trois pains de sucre (à 12,5 kgr.) dont deux sur l'épaule gauche et un sur l'épaule droite. La forme arrondie des pains favorise la localisation de la pression : dans le plexus brachial sont comprimés surtout le nerf du grand dentelé, le sus-scapulaire, le musculo-cutané et le radial. Ce qui démontre bien la localisation exacte de la pression, c'est que tous les ouvriers raffineurs portent à gauche (où la pression est plus énergique : deux pains contre un à droite) 2 stigmates : 1° rougeurs avec épaississement de la peau, excoriations (1), et quelquefois une bourse séreuse sur l'acromion ; 2° autre empreinte rouge occupant transversalement le bord antérieur du trapèze à ses parties moyenne et postérieure, au voisinage du triangle sus-claviculaire. Ce qui, dans le cas présent, aggravait encore la pression, c'est la course se répétant toute la journée.

Obs. CXXIV. — Homme de 29 ans, ouvrier dans une raffinerie. Un matin en plaçant le fardeau, il ressentit un craquement en un point très limité de l'épaule gauche, très exactement à la partie moyenne de la fosse sus-épineuse, accompagné de fourmillements se répétant à tout mouvement du bras : c'est seulement depuis quelques jours qu'ils ont disparu. Gêne et difficulté de mouvements, surtout ceux d'élévation du bras. Engourdissement et fourmillements dans tout le membre supérieur gauche, surtout à la région postéro externe de l'avant-bras et de la main. Amaigrissement du membre supérieur gauche (2 cm. de circonférence de moins qu'à droite). Deltoïde un peu aplati ; le bras en abduction peut être élevé jusqu'à l'horizontale ; absence de la paroi postérieure du creux de l'aisselle (défaut complet de

(1) Dans le cas de l'auteur, il y avait en cet endroit une éruption furonculeuse.

la saillie formée par le grand rond et le grand dorsal); digitations du grand dentelé aplaties ou à peine perceptibles. Résistance volontaire aux mouvements imprimés très affaiblie; flexion et extension de l'avant-bras faibles; au poignet de la main, parésie surtout marquée dans le domaine du radial. Pas RD. Pas de troubles sensitifs, excepté l'hypoesthésie de la phalangette de l'index. Nerfs non douloureux à la pression. Franklinisation : guérison (rétablissement de la saillie des muscles, disparition de l'hypoesthésie).

Grâce à la réaction électrique normale, on peut exclure le froid et la paralysie réflexe par arthropathie, à laquelle on devrait songer en raison des craquements existant chez le malade.

RAMEURS

Si nous rapportons l'observation III de *Panas* (76, p. 18-19), c'est parce que chez les rameurs professionnels (marins, matelots, etc.) les troubles, s'ils surviennent, doivent être taillés sur le même patron : or, nous n'avons trouvé aucune observation de névrite professionnelle chez les rameurs de profession. Cette observation se rapporte au type A : compression répétée du cubital au niveau du coude appuyé sur le rebord du bateau pour en augmenter l'élan.

Obs. CXXV. — Homme de 21 ans, se présente avec une paralysie du nerf cubital provoquée par des pressions répétées du nerf au milieu du coude. Griffe cubitale très prononcée; sensibilité émoussée, surtout au niveau du petit doigt et du bord cubital de la main; renflement du cubital au niveau du coude; douleurs spontanées ou consécutives à l'effort, douleurs à la pression peu accusées.

Il y a trois ans, pendant une tempête, ramait avec force; engourdissement dans l'avant bras et la main plus de 1 mois après; rétablissement; 6 mois plus tard, paralysie progressive des muscles innervés à la main par le cubital. Diagnostic : névrite interstitielle. Le traitement (électricité, hydrothérapie, massage) amena la guérison complète.

REPASSEUSES

On pourrait s'attendre à priori à rencontrer, chez les repasseuses, la paralysie ou l'atrophie des petits muscles de la main droite par suite de la pression qu'ils subissent de la part du fer à repasser. Malheureusement nous ne possédons aucune observation détaillée. Seuls *Bernhardt* (7 et 9, p. 335 et 336, p. 343) et *Oppenheim* (73, p. 406) mentionnent en quelques mots les névrites professionnelles du médian et du cubital rencontrées chez les repasseuses.

Bernhardt (7) indique que chez les repasseuses on rencontre les troubles sensitifs décrits en détail dans l'article *Blanchisseuses*. De plus (9, p. 332 et 335) il rappelle que, chez elles, par suite du surmenage, il survient une névrite professionnelle du médian avec troubles moteurs, sensitifs et trophiques (RD). En outre, par suite de la compression fréquente des petits muscles de la paume de la main, on voit éclater des troubles sensitifs limités au domaine du médian. Il attire enfin l'attention (p. 343) sur le surmenage professionnel des petits muscles de la main innervés par le cubital ou la pression exercée, pendant le travail, directement sur les troncs nerveux ou les petits muscles. *Oppenheim* (73, p. 406) ajoute que l'on a noté l'atrophie du I interosseux et de l'opposant du pouce. D'après *Rieder* [cité par *Schaefer* (95)], on trouverait aussi l'atrophie des interosseux et des muscles de l'éminence thénar.

Les observations détaillées de névrites professionnelles provoquées par le repassage, nous ne les avons trouvées que chez des ouvrières d'autres professions s'étant accidentellement surmenées pendant le repassage [v. p. ex. l'obs. II de *Mörstdat* (68) concernant une cuisinière : paralysie du grand dentelé] ou dans les métiers où le repassage constitue une subdivision spéciale, par exemple dans la chapelerie [v. l'obs. I de *Schaefer* (95) concernant un chapelier-repasseur : névrite du cubital de la main droite]. Il est à remarquer que, d'après ce dernier auteur, tous les ouvriers sont atteints, à un degré plus ou moins accusé, de cette affection. Rapportons ici l'observation X de *Janzer* (58, p. 27-28) concernant une couturière-repasseuse.

Obs. CXXVI. — Femme de 30 ans, couturière-repasseuse. Main gauche plus employée. Fourmillements du coude à la face antérieure de la main, sensation de tuméfaction et impossibilité de la mouvoir. Main et avant-bras gauches plus froids, muscles plus mous. Cubital gauche sensible à la pression ; adduction du pouce peu énergique, mouvement de latéralité des doigts et extension des phalanges des 4 doigts moins énergiques, long palmaire et fléchisseurs des 4 doigts se contractent moins énergiquement. Hypalgie. RD de l'abducteur du pouce, excitabilité électrique du cubital gauche au coude moins accusée.

Cette observation est curieuse en ce que la malade se servait davantage de la main gauche ; or, c'est cette main qui fut prise.

RIVEURS DE PLAQUES DE BLINDAGE

Hochhaus [cité par *Steiner* (105)] a observé à plusieurs reprises, chez des riveurs de plaques de blindage, des névrites des membres, causées par les ébranlements diffus provoqués chez eux quand ils s'arc-boutent de toutes leurs forces contre une barre de fer.

SABLEURS

L'observation de *Steiner* (105) se rapporte au type A. La névrite des terminaisons périphériques du médian gauche tient à ce que le sableur tient de la main gauche une longue barre de fer enfoncée dans un moule en sable maigre et contre lequel il frappe de la main droite pour enlever les objets du moule : la main gauche a donc à subir des ébranlements violents et répétés.

OBS. CXXVII.— Homme de 46 ans, sableur dans une usine à fer où il travaille depuis 33 ans. Depuis le 9 février 1900, au réveil, engourdissement du pouce, de l'index et du médius qui l'empêche de travailler. Hypoesthésie du pouce, de l'index, de la moitié du médius et de la peau correspondante jusqu'au poignet, mêmes troubles du pouce et du bord radial de l'index. Troubles des mouvements de flexion et d'opposition du pouce, de flexion de l'index, moins accusés au médius. Troncs nerveux non sensibles à la pression ; plexus brachial dans la fosse sus-claviculaire douloureux à la pression. Pas de douleurs spontanées. Hypoïdrose (la main gauche n'est pas imprégnée par de la poussière métallique). Pas RD. Le malade était alcoolique. Repos et galvanisation pendant deux à trois semaines.

SCIEURS

Nous rapportons ici l'observation de *Poore* (79) malgré qu'il l'intitule « crampe des scieurs »; en effet, ainsi que *Bernhardt* (9, II, p. 177) l'indique à juste raison, l'auteur parle improprement de crampes, il s'agit plutôt de faiblesse dans le domaine des muscles sus-épineux et grand pectoral. Le cas appartient au type A : comme le dit l'auteur (p. 233 ; v. aussi mémoire sur « Writer's cramp »), les muscles accomplissant un travail prolongé (par exemple, les muscles qui tiennent la plume) sont plus affectés que ceux où les contractions et les relâchements alternent rapidement. Or, le sus-épineux maintient pendant tout l'acte du sciage, la tête de l'humérus dans la cavité glénoïde et éloigne un peu l'humérus du tronc. Ainsi *Duchenne* (22, p. 73, etc.), l'appelle « ligament actif de l'articulation scapulo-humérale ». La portion claviculaire du grand pectoral, non seulement contribue aux mouvements de va-et-vient de l'humérus pendant le sciage, mais elle fixe aussi la tête humérale dans la cavité glénoïde. Les deux muscles atrophiés sont pendant tout l'acte de scier, contractés d'une façon prolongée (id.). On voit donc que l'on a affaire à des lésions périphériques professionnelles (p. 238).

Obs. CXXVIII. — Homme de 38 ans, fabrique des caisses d'emballage, travaille de 10 à 11 et même à 14 heures par jour, ne boit pas. Il raconte qu'en essayant de scier des planches, tous les muscles du membre supérieur droit entrent en contraction désordonnée, et il est obligé de cesser le travail. Extrémité supérieure gauche absolument normale. Fosse sus-épineuse droite nettement atrophiée (m. sus épineus) ; atrophie du grand pectoral droit, surtout de la portion claviculaire. Troncs nerveux du membre supérieur droit non douloureux à la pression ; sont douloureux à la pression : la région pectorale, le deuxième espace intercostal et au-dessus de l'épine de l'omoplate droit. Hyperexcitabilité électrique du grand pectoral droit. Dès le 2 mars 1882 le malade éprouvait des douleurs en retirant la scie (tiraillement du grand pectoral).

SELLIERS

L'observation d'*Erb* [*Verhandlungen des Heidelberger medicinischen Vereins*, séance du 10 novembre 1874 : Ueber eine eigenthuemliche Localisation von Lachmungen im Pl. brachialis ; constitue l'obs. I de *Secrétan* (97), p. 10-11)] est considérée par *Secrétan* comme un cas de névrite traumatique probable du plexus brachial et, par suite, ne rentre pas dans le cadre de notre travail. Nous la rapportons néanmoins, parce que l'on peut tout de même soutenir avec quelque vraisemblance qu'il s'agit d'une névrite professionnelle (pression exercée sur le plexus brachial par les charges lourdes que le malade avait portées sur la tête). Il va sans dire que ce cas appartient au type B.

Obs. CXXIX. — Homme de 52 ans, sellier, malade depuis 5 semaines après avoir porté de lourds fardeaux sur la tête. Au début, douleurs et raideur de la moitié gauche de la nuque et de l'épaule gauche, puis du bras gauche jusqu'aux doigts ; en même temps, engourdissement du pouce et de l'index, faiblesse du bras telle que le malade ne peut le lever. On constate la paralysie totale du deltoïde, du biceps, du brachial antérieur et du long supinateur gauches. Le court supinateur paraît aussi affaibli. Sensation d'engourdissement et hypoesthésie du pouce et de l'index. RDP. des muscles atteints qui sont un peu sensibles à la pression et s'atrophient au cours de l'affection. Guérison en 7 semaines par le traitement galvanique.

SERRURIERS

Nous ne possédons presqu'aucune observation de névrite professionnelle des serruriers. *Bernhardt* (9, p. 335), il est vrai, indique que chez les serruriers on peut noter des troubles sensitifs limités au domaine du médian à la main, par suite de la compression fréquente par les instruments des muscles de la paume de la main. Mais nous n'avons trouvé aucun fait pouvant y être rapporté. De son côté, *Morstadt* (68) dit que chez les serruriers on voit survenir la paralysie du grand dentelé, sans en indiquer le mécanisme. Nous avons trouvé une observation qui, au premier abord, semble confirmer cette opinion ; voici cette observation due à *Jobert* [cité par *Wiesner* (120)].

Obs. CXXX. — Il s'agit d'un serrurier qui, ayant manœuvré un marteau d'un poids triple du marteau ordinaire, fut atteint de paralysie bilatérale du grand dentelé.

Cette relation si laconique est très difficile à interpréter. D'une part, à quoi attribuer la bilatéralité de la lésion ? Il se peut que le serrurier ait manié le marteau des deux mains. Mais comme l'observation est muette sur ce point, nous restons nécessairement dans le doute. D'autre part, si l'étiologie et la pathogénie de ce cas étaient bien déterminées, nous posséderions tout au plus un cas du type B, puisque cette névrite professionnelle est spécifique pour les forgerons et les monteurs, mais non pour les serruriers.

Reste l'observation VIII de *Schaefer* (95). La voici :

Obs. CXXXI. — Homme de 43 ans, serrurier. Depuis deux semaines, faiblesse du bras gauche avec fourmillements et engourdissements. Crampes des fléchisseurs de l'avant-bras dès qu'il prend une lime. *A l'examen* : Affaiblissement du bras et de la main gauches. Hypoesthésie dans le domaine du médian, du cubital et du radial, surtout de ce dernier. Quelques points douloureux sur le trajet de ce nerf. Atro-

phie des muscles de l'avant-bras, des interosseux et de l'adducteur du pouce.

Évidemment il s'agit, dans ce cas, d'une affection du plexus brachial gauche. Mais quant à la définir, à la localiser, à en donner l'interprétation, nous avouons ne pas pouvoir donner une réponse satisfaisante à ces questions. Tout ce tableau clinique est si flou, si vague, si indéterminé, manque tellement de précision, qu'avec la meilleure volonté du monde nous n'arrivons à aucune conclusion ; la seule possible est toute négative, à savoir que nous n'avons pas ici non plus affaire à une névrite professionnelle du type A. Et encore est-on bien sûr qu'il s'agit ici d'une névrite professionnelle ?

Quant à l'observation VIII de *Janzer* (58) concernant un serrurier de 45 ans et présentant une paralysie cubitale, le diagnostic de névrite professionnelle est presque à coup sûr inexact. En effet, le malade présente dans ses antécédents de la grippe, du rhumatisme et une intoxication nicotinique (fumeur passionné).

Il est donc très probable que la névrite cubitale est toxi-infectieuse.

Pour la méralgie paresthésique rencontrée parfois chez les serruriers [*Brisard* (12)], v. *Avocats* ; pour l'épicondylalgie [*Féré* (33)], v. *Blanchisseuses*.

SOLDATS

Les névrites professionnelles chez les soldats sont très fréquentes, surtout celles des nerfs du plexus brachial. Comme le remarque avec justesse *Däms* (25, p. 319) « une partie (des paralysies du plexus brachial) est due directement aux exercices militaires, et le surmenage y joue un grand rôle. » Quelques névrites professionnelles ne se rencontrent que chez les militaires, par exemple la paralysie des tambours, ou de préférence chez les soldats, par exemple la paralysie du grand dentelé par compression par le sac surchargé pour les manœuvres. Cette fréquence relative des névrites spéciales à la vie militaire, n'est pas pour étonner si l'on songe aux conditions dans lesquelles s'accomplissent tous les actes des hommes sous les armes. Très souvent les soldats exténués voudraient bien cesser les manipulations fatigantes, mais ils n'osent pas en avertir les supérieurs et continuent à exécuter les mouvements réglementaires malgré la fatigue extrême qui les terrasse. Ces conditions défavorables sont surtout accusées pendant les manœuvres, où à la fatigue s'associent les chocs et les ébranlements sur le sol inégal et souvent labouré sur lequel les soldats sont obligés de marcher. Aussi n'est-il pas rare de voir éclater alors en petites pandémies des cas nombreux de névrites professionnelles dues au surmenage des muscles qui n'ont pas le temps de se reposer.

Il nous est impossible de rapporter en détail tous les cas consignés dans la littérature médicale spéciale, d'autant plus qu'un grand nombre de rapports sanitaires restent enfouis dans les archives, et l'on ne peut en prendre connaissance que d'une manière accidentelle. Ainsi la paralysie des tambours, assez fréquente dans l'armée, du moins dans l'armée allemande (en effet, nous n'en avons pas trouvé un seul cas dans la littérature médicale française où l'on ne cite que les travaux allemands analysés dans l'article *Tambours*), cette paralysie, disons-nous, n'est connue du monde médical qu'à dater de 1890. C'est pourquoi nous ne nous occuperons dans ce chapitre que de quelques névrites professionnelles des soldats, en renvoyant à l'article précité pour tout ce qui concerne la paralysie des tambours. Nous étudierons notamment les paralysies dans le domaine du plexus brachial provoquées par la montée d'une échelle en bois à l'aide des mains seules [*Schrwlad* (98 et 98a), *Däms* (24 et 25)], la paralysie du grand dentelé par le sac surchargé [*Däms* (24 et 25), *Vigouroux* (115, obs. II), *Steinhausen* (106) et *Eichhorst* (27)] et la paralysie des premiers cors [*Däms* (25)].

I. *Paralysie dans le domaine du plexus brachial par suite de la montée d'une échelle à l'aide des mains seules.* C'est *Schrwald* qui a le premier attiré en 1898 l'attention des médecins sur cette paralysie ; dans son premier mémoire (98) il rapporte deux cas dont nous donnerons un très résumé :

Obs. CXXXII. — Il s'agit d'un ferblantier, âgé de 22 ans et pesant 77 kilogr., qui est resté suspendu à la barre fixe pendant un quart ou une demi-minute ; il est survenu chez lui une paralysie de quelques muscles (grand dentelé, deltoïde, etc.), innervés par des branches du plexus brachial. L'auteur attribue cette paralysie à la compression du plexus brachial entre la clavicule et la première côte.

Cette explication donnée par *Kron* (62) est, comme nous l'avons exposé longuement dans le chapitre *Pathogénie*, vivement combattue par *Duval* et *Guillain* (26 et 56a). Ces auteurs rejettent aussi l'explication admise par *Bernhardt* (9) et par *Däms* (24), à savoir, la compression des branches du plexus brachial à travers le scalène moyen. Quoi qu'il en soit de cette pathogénie, les cas analogues à ceux de *Schwold* sont assez nombreux. Dans un second mémoire (98a) cet auteur rapporte deux nouveaux cas. Voici, en résumé, une de ces observations :

Obs. CXXXIII.— Agriculteur âgé de 21 ans, resté suspendu à la barre fixe, par la main gauche, pendant une demi-minute : douleurs du bras gauche, la clavicule comprimant le scalène moyen et, par son intermédiaire, le nerf du grand dentelé (grand dentelé) et le nerf dorsal de l'omoplate et le sus-claviculaire, ainsi que le circonflexe, d'où douleurs dans le deltoïde.

Düms (24 et 25), de son côté, dit avoir observé plusieurs cas semblables ; en voici un consigné dans le rapport sanitaire de l'armée allemande pour l'année 1896-1897 (25, p. 322) :

Obs. CXXXIV. — Il s'agit d'un soldat qui en s'exerçant à sauter en s'appuyant par les mains à la barre fixe, ressentit des douleurs brusques et violentes à l'épaule gauche et chez lequel est survenue, quatre heures plus tard, une paralysie très accusée du grand dentelé.

L'auteur ajoute (p. 322) que des parésies passagères sont beaucoup plus fréquentes encore.

II. Passons maintenant à l'étude de la *paralysie du grand dentelé provoquée par la compression du nerf du grand dentelé par le sac surchargé.* Rapportons quelques observations. Voici l'observation II de Vigouroux (115).

Obs. CXXXV. - Homme de 20 ans, sergent fourrier. Au cours des grandes manœuvres de 1891, il ressentit, le 26 août, de la douleur à l'épaule gauche, provoquée par la courroie du sac qui glissait. Engourdissement et fourmillements cessant après l'enlèvement du sac, tandis que les douleurs persistaient. Le surlendemain, il coucha dans une chambre à fenêtres ouvertes; le jour suivant, impotence du membre supérieur gauche; atrophie surtout accusée du deltoïde, du grand dentelé, du triceps brachial et du long supinateur, affaiblissement plus ou moins accusé de tous les muscles du membre supérieur gauche, excepté les fléchisseurs de l'avant-bras ; pas de paralysie, ni atrophie; hypoexcitabilité électrique ; les nerfs, surtout le radial et le cubital, sont un peu douloureux à la pression.

Après deux mois de faradisation, rétablissement à peu près complet de l'intégrité de tous les muscles, excepté le deltoïde qui reste assez atrophié.

Cette observation est assez exceptionnelle ; dans toutes les autres observations que nous avons eues sous les yeux, nous n'avons trouvé signalée que la paralysie du grand dentelé. Ainsi *Eichhorst* (27) rapporte en quelques mots avoir traité une paralysie du grand dentelé produite par la compression par le sac. De son côté *Düms* rapporte le cas suivant :

Obs. CXXXVI. — Il s'agit d'un soldat à sac surchargé pour les manœuvres ; il ressentit des douleurs à la pression de la région des scalènes, et ensuite de la faiblesse du membre supérieur disparaissant après enlèvement du sac. Le soldat ayant continué à porter le même sac, la mobilité du membre supérieur fut très compromise.

Il ajoute que la compression du n. du grand dentelé au point de son passage à travers le scalène moyen, est surtout à craindre chez les sujets dont la ligne d'épaule (Schulterlinie) est très oblique : la courroie ne pouvant bien reposer sur des épaules semblables, finit par couper le muscle par son bord. Il ajoute même qu'il existe dans les rapports médico-sanitaires la relation de quelques cas où la compresssion du nerf du grand dentelé avait lieu dans le creux axillaire : la paralysie du grand dentelé disparaissait dès qu'on relâchait la courroie.

Voici enfin l'observation de *Steinhausen* (106) :

Obs. CXXXVII. — Homme de 22 ans, voltigeur (2e année de service). Pendant les manœuvres (septembre 1898), par suite de la pression exercée par le sac surcharge, affaiblissement du bras gauche, de temps en temps engourdissement et douleurs dans le même bras. *Le 10 novembre* : RD. du grand dentelé gauche. Possibilité d'élever le bras jusqu'à la verticale (digitations supérieures conservées ?)

III. Disons enfin quelques mots sur la *paralysie labiale des premiers cors*. Commençons par rapporter l'observation correspondante de *Düms* (25, p. 401).

Obs. CXXXVIII. — Homme de 32 ans, joue de la trompette depuis l'âge de 8 ans (minimum de 2 à 3 heures pendant qu'il était à l'école). Pendant un an et demi de service, il jouait le premier cor. Depuis, impossibilité de produire des sons de hauteur voulue et nécessité de renoncer au cor. Pas de paralysie d'aucun muscle de la face ; mais il ne peut pousser l'air avec la force voulue et nuancer les sons d'une manière convenable, par suite d'impossibilité de tendre la lèvre supérieure : une partie de l'air s'échappe à côté du bocal. Hyperesthésie de la partie de la lèvre supérieure pressée par le bocal contre les dents. Pas RD. au début. Lésion probable de névrite ; en effet, le nerf était surmené par suite d'impossibilité de cesser le jeu quand le soldat était fatigué ; de plus, pendant les manœuvres, la lèvre avait subi des chocs et des contusions par suite de l'inégalité du sol, d'où lésions de la lèvre supérieure et parésie de l'orbiculaire des lèvres. Enfin le malade présentait des stigmates nerveux, à savoir des douleurs à la pression de la colonne lombaire, des mamelons, de l'hypogastre et des gros troncs nerveux. Tout de même le trijumeau était très peu douloureux à la pression.

Dans les rapports médico-sanitaires pour les années 1890-1892 il y a deux cas dont un de paralysie faciale prononcée, l'autre ressemblant au cas sus-décrit, à part qu'il était moins accusé et que l'amélioration est survenue en moins de temps (p. 403-404). Dans l'enquête faite par l'auteur où il y avait 26 questionnaires retournés, on trouve 5 cas absolument semblables. Les malades furent obligés de renoncer à la musique.

Dans 4 cas les lésions de la lèvre supérieure persistèrent pendant 18 mois. Enfin, un de ces malades, chef d'orchestre, s'est fatigué énormément en jouant cinq à six heures par jour, d'où paralysie de la lèvre supérieure rebelle à tout traitement. Il aurait connu trois autres cas semblables, tous premiers cors (p. 404).

Ces cas sont intéressants encore à un autre point de vue. *Remak* et *Flatau* (87) affirment qu'il n'existe pas de névrite professionnelle des nerfs crâniens, excepté le spinal. Si la pathogénie des affections dont nous venons de parler en dernier lieu était bien exacte, les faits rapportés iraient à l'encontre de cette assertion. Malheureusement il est assez difficile de se prononcer là-dessus. C'est ainsi que dans le cas d'*Oppenheim* (73, p. 886) où il s'agissait d'une trompette qui, dès qu'il appliquait l'instrument aux lèvres, ressentait des crampes de l'orbiculaire et ne pouvait émettre aucun son, l'auteur hésite sur l'étiquette à mettre ici et se demande si l'on avait affaire à une crampe ou à une paralysie. D'autre part, dans 2 des 4 cas sus-mentionnés de l'enquête de *Däms*, il y avait une paralysie faciale d'origine rhumatismale, et dans les deux autres cas les lésions inflammatoires de la lèvre étaient tout à fait superficielles. Donc, pour les deux premiers cas on ne peut pas décider si la paralysie de la lèvre supérieure était d'origine professionnelle ou constituait un des symptômes de la paralysie faciale concomitante. Pour les deux derniers, il est impossible de parler de paralysie. On voit, en résumé, que ces cas laissent non résolue la question de savoir s'il existe ou non une névrite professionnelle des nerfs crâniens.

Pour la méralgie paresthésique survenant chez les soldats [*Brisard* (12) et *Dopter* (21a p. 335)], v. *Avocats*. La cause de cette méralgie est la même que chez les officiers (v. ce mot).

SOUFFLEUSES DE PERLES

Huet et *Guillain* (56) rappellent en quelques mots le cas suivant dans le service de *Raymond* et qui appartenait au type B.

Obs. CXXXIX. — Il s'agit d'une souffleuse de perles qui maintenait le bord cubital du poignet appuyé sur le bord de la table : troubles sensitifs et moteurs limités à la portion de ce nerf qui innerve les muscles de la main.

STÉNOGRAPHES

L'observation V de *Janzer* (58) appartient au type B. Des doutes peuvent même s'élever dans l'esprit sur la nature professionnelle de la paralysie du cubital le malade s'étant endormi l'avant-bras appuyé sur le bord de la table. Nous inclinons tout de même à la considérer comme telle, parce que les paralysies cubitales chez les hommes endormis sont rares, le cubital étant plus résistant que le radial et la compression devant être par trop localisée.

Obs. CXL. — Homme de 24 ans, sténographe travaillant le coude appuyé sur le bord du pupitre. S'est endormi l'avant-bras appuyé sur la table. Engourdissement des 4e et 5e doigts droits. Mouvements d'extension et de flexion des doigts à gauche un peu plus énergiques qu'à droite. Faiblesse manifeste des interosseux, légère atrophie du I espace interosseux. Paresthésies (chaleur pris pour froid et réciproquement) et hyperalgie des 4e et 5e doigts droits. Pinceau électrique moins bien perçu à droite. RDP. des interosseux et de l'adducteur du pouce droits.

STUCATEURS

Pour l'épicondylalgie observée chez les stucateurs [*Bernhardt* (10)], v. *Blanchisseuses.*

TABLETIERS

Cette observation de *Schaefer* (95, obs. II) appartient au type A : c'est le membre supérieur droit figé dans la même attitude et, par suite, plus fatigué qui est pris.

Obs. CXLI. — Homme de 46 ans, tabletier, travaillant à ce métier depuis l'âge de 20 ans, 10 heures par jours, avec des pauses de 1/2, 1 1/2 et 1/2 heures. La main droite tient l'instrument (ciseau, râpe, etc.), tandis que la main gauche le dirige. Par suite de son immobilité dans la même attitude, le membre supérieur droit se fatigue plus vite. Le bois est mis en mouvement par le pied gauche qui appuie sur la pédale du tour. L'attitude gardée par l'ouvrier pendant le travail, est celle d'un soldat s'escrimant à la baïonnette. Pour éviter la fatigue, il s'appuie avec la fesse contre une barrière.

A l'examen : Douleurs dans le membre supérieur droit, faiblesse, sensation de plénitude pendant le travail. Épaule droite plus élevée, avant-bras droit amaigri (circonférence de un et demi centimètres inférieure à celle du côté gauche), éminence thénar plus molle. Presque tous les mouvements du membre supérieur droit sont moins bons, excepté les mouvements d'extension, de flexion, d'adduction et d'abduction des doigts. Fosse sus-claviculaire douloureuse à la pression. Le nerf circonflexe (deltoïde), celui du grand dentelé et le médian droit sont paralysés au creux de l'aisselle. Analgésie du bras et de l'avant-bras droits ; la sensation douloureuse devient normale, du côté de la flexion, à 4 centimètres environ, et du côté externe, à 6 centimètres au-dessus du poignet. Pas RD. Douleurs plus vives la nuit [hyperhémie médullaire [*Sinkler*] ou des nerfs atteints (?)].

Début probable par le médian, puis extension progressive à tout le plexus brachial droit.

TAILLEURS

Les observations de *Janzer* (58, obs. IX, p. 26-27), de *Kaufmann* (60) et de *Langer* (*Jahrbuch der Wiener Krankenanstalten*, V ; cité par *Kaufmann*, p. 108) se rapportent toutes au type A. C'est le cas IX de *Janzer* qui est surtout typique sous ce rapport : les troubles siègent aux deux derniers doigts droits qui tiennent énergiquement le manche de la machine à couper. Quant aux deux dernières observations, elles sont intéressantes en ce que l'on a affaire ici à une névrite professionnelle survenant chez des sujets atteints d'atrophie musculaire d'origine médullaire : la prédispositon saute ici aux yeux.

Voici l'observation IX de *Janzer* :

Obs. CXLII. — Homme de 48 ans, tailleur travaillant à une machine à couper dont il tient la poignée énergiquement entre les deux derniers doigts droits. Engourdissement et faiblesse de ces doigts. Cubital droit sensible à la pression au niveau du coude et au-dessus du poignet où le médian est aussi légèrement sensible à la pression. Muscles sensibles à la pression, mais se contractent bien. Adduction et abduction des quatrième et cinquième doigts droits moins énergiques. Pas de troubles sensitifs, pas RD.

Voici, d'autre part, l'observation de *Kaufmann* :

Obs. CXLIII. — Homme de 30 ans, tailleur. Dès l'âge de 3 ans, troubles moteurs des membres supérieur et inférieur *gauches* et impossibilité de mouvoir le bras droit. Dystrophie musculaire simple des membres supérieur et inférieur *gauches* et RD. du grand dentelé *droit*. L'électricité appliquée au bras *droit* a produit une amélioration notable.

L'auteur attribue une origine rhumatismale à cette paralysie du grand dentelé droit et considère la profession de tailleur comme cause adjuvante (surmenage de ce muscle). A l'appui il résume l'observation suivante de *Langer* :

Obs. CXLIV. — Homme de 50 ans, tailleur, paralysie infantile à l'âge de 3 ans, et à l'âge de 47 ans, paralysie complète du bras droit s'améliorant progressivement et laissant après elle des muscles atrophiés.

TAILLEURS DE CRISTAUX

L'observation très résumée de *Gangolphe* (42) appartient au type B : la névrite du cubital chez le malade est due à ce que les tailleurs de cristaux travaillent en appuyant les avant-bras sur un plan rude. On constate même, au point comprimé, le développement d'une bourse séreuse. Seulement il ne faut pas oublier que, suivant la remarque juste de *Lépine*, les ouvriers s'appuient davantage sur le coude gauche : or, l'atrophie est plus accusée à droite. Pourquoi ? Il est impossible d'en donner l'explication, surtout vu le laconisme extrême de l'observation que voici :

Obs. CXLV. Il s'agit d'un tailleur de cristaux chez lequel il est survenu une atrophie au niveau du premier espace inter-osseux. Traitement : bains de vin chauds.

L'auteur fait remarquer que cette névrite du cubital chez les tailleurs de cristaux peut provoquer même la griffe cubitale. Cette main en griffe diffère complètement de la main en crochet des verriers (*E. Rollet*) due à des brûlures chroniques.

TAILLEURS DE DIAMANTS

Les deux observations de *Wertheim-Salomonson* (119) et celle de *Stephan* (108) appartiennent au type A. Pour tailler le diamant, on l'enchâsse dans un étui et avec un morceau de diamant fixé au bout d'un bâton et tenu de la main gauche, on taille celui qui se trouve dans l'étui. La main droite accomplit de légers mouvements de va-et-vient, tandis que la main gauche reste complètement immobile (voyez 119, fig. à la p. 868). On comprend aisément que les deux mains se fatiguent rapidement. Aussi n'est-il pas étonnant que déjà en 1861, *Coranel* [cité par *Wertheim-Salomonsen* (119, p. 869)] écrivait qu'au début du travail, les ouvriers ressentent de l'engourdissement des doigts qui finit par disparaître. Il indique aussi l'adduction pathologique de l'index. Quoiqu'il en doit, suivant, sans doute, des dispositions individuelles, c'est tantôt la main droite (119, obs. II), tantôt la main gauche (id., obs. I), tantôt enfin les deux mains (108) qui sont atteintes.

Voici la première observation de *Wertheim-Salomonson* :

OBS. CLXVI. — Il s'agit d'un tailleur de diamants qui, en été 1896, présenta la main gauche un peu amaigrie jusqu'à ne pouvoir s'en servir. Atrophie très accusée du I espace interosseux, atrophie peu prononcée du II espace interosseux, légère parésie de l'adducteur du pouce, abduction de l'index impossible, abduction du médian peu énergique, tandis qu'adduction du médius conservée. Eminences thénar et hypothénar non atrophiées. Légère hypoesthésie tactile des quatre doigts. RD. de l'espace interosseux I, RDP. du II espace interosseux et de l'adducteur du pouce, plus tard (le 10 janvier 1897), RD. des espaces interosseux I et II et de l'adducteur du pouce. La faradisation et la galvanisation ont produit une amélioration notable : disparition de la parésie et de l'atrophie ; c'est l'hypoesthésie qui persiste le plus longtemps.

Voici la seconde observation de cet auteur (où la main droite est prise) :

OBS. CXLVII. — Homme de 43 ans, tailleur de diamants. Il y a 12 ans, après un travail fatigant, sensation brusque de faiblesse de la main droite, d'où impossibilité de tenir le bâton ; main droite amaigrie. Il s'aide de la main gauche. Troubles sensitifs tous réparés spontanément. En 1897, atrophie complète de l'adducteur du pouce et des I, II et III interosseux ; les interosseux internes et le IV interosseux externe normaux. RDP. des muscles atrophiés.

Dans l'observation suivante de *Stephan* les deux mains sont atteintes, quoique la main droite le soit davantage.

OBS. CXLVIII. — Homme de 31 ans, travaille depuis 12 ans à la taille des diamants, fumeur passionné. Ralentissement des mouvements de la main droite, sensation de fatigue à l'avant-bras et au bras, d'abord droits, ensuite, quoique d'une façon moins accusée, gauches. Au commencement ces troubles ne survenaient que vers le soir, mais, dans ces derniers temps, ils se manifestent déjà après un court travail. Pas de troubles sensitifs, moteurs, ni trophiques; sensibilité électrique et réflexes normaux. Impossibilité d'accomplir des travaux de précision. Cause : surmenage professionnel ; cause prédisposante : origine israélite : cause adjuvante : intoxication nicotinique (fumeur passionné).

TAILLEURS DE LIMES

Suivant *Oppenheim* (73, p. 406), les tailleurs de limes seraient atteints d'atrophie du Ier interosseux et de l'opposant du pouce ; ces muscles sont non seulement surmenés, mais encore comprimés par les instruments embrassés par la main.

TAILLEURS DE PIERRES

Pour l'épicondylalgie survenant chez ces ouvriers [*Féré* (33)], v. *Blanchisseuses*.

TAMBOURS

C'est *L. Bruns* (14), qui en 1890, a le premier attiré l'attention sur la paralysie des tambours qui, survenant seulement parmi les militaires, était enfouie dans les rapports sanitaires des médecins militaires et par suite inconnue du monde médical. La monographie la plus complète sur cette question fut présentée en 1891 dans la thèse inaugurale de *Zander* (122). A la suite de ces travaux s'est élevée une discussion très vive sur la pathogénie et les modalités de cette affection. D'une part, *L. Bruns*, dans un travail ultérieur publié en 1895 (16) et *Zander* se prononcent pour l'origine myopathique ou névritique de cette paralysie, tandis que *Däms* (24, p. 210-218, et 25, p. 400) et *Steudel* (109), prétendent que la soi-disant paralysie des tambours est plutôt une ténosynovite. *Düms* va même jusqu'à proposer de remplacer la dénomination « paralysie des tambours » (*Trommlerlaehmung*) par « ténosite des tambours » (*Trommlersehne*). D'autre part, *L. Bruns*, dans son premier mémoire (14), indique le long *fléchisseur* du pouce gauche comme le muscle habituellement paralysé; or, d'après *Zander* (122), dans la majorité des cas (16 sur 19), c'est le long *extenseur* du pouce gauche qui est ordinairement paralysé; le type décrit par *Bruns* constituerait seulement l'exception (3 cas sur 19). Avant de nous prononcer sur ces questions très controversées, nous allons rapporter les observations et les manières de voir des auteurs précités; de la sorte, nous serons en état d'émettre une opinion en connaissance de cause.

Voici la première observation de *Bruns* (14) :

Obs. CXLIX. — Il s'agit d'un soldat servant depuis octobre 1889 comme tambour. Jusqu'à mars 1890 il battait, sans inconvénient aucun, le tambour pendant trois heures le matin (avec un quart d'heure d'intervalle) et deux heures l'après-midi. En mars 1890, sont survenues des douleurs à peine perceptibles dans l'avant-bras et l'éminence thénar gauches ; vers le milieu de ce mois s'est déclarée une paralysie brusque du pouce gauche. Paralysie complète du long fléchisseur du pouce gauche : impossibilité de fléchir la troisième phalange et de résister aux mouvements passifs d'extension ; impossibilité de tenir de la main gauche la baguette de tambour, toutes les autres fonctions de cette main restées normales. R.D. du long fléchisseur du pouce gauche. Pas de troubles de la sensibilité, pas de douleurs. Le traitement employé (électrothérapie et massage) n'a amené qu'une amélioration peu notable. L'auteur reste dans le doute, quant à la parésie concomitante de l'adducteur du pouce gauche. Il ajoute en outre que, d'après une communication orale d'un médecin militaire, on connaîtrait plusieurs cas de paralysie semblable qui tous se rapportent au long fléchisseur du pouce gauche.

L'explication de la paralysie de ce dernier muscle se trouverait dans ce que les tambours font agir uniformément tous les muscles du membre supérieur droit, tandis que parmi tous les muscles de la main gauche, ce ne sont que l'adducteur et le long fléchisseur du pouce qui se contractent. On comprend donc pourquoi ces muscles surmenés finissent par se paralyser.

Comme nous l'avons déjà dit, *W. v. Zander* (122) en s'appuyant sur 19 cas observés par lui ou compulsés d'après les rapports sanitaires des médecins militaires, considère comme typique, dans la majorité des cas (16 sur 19), la paralysie du long *extenseur* du pouce gauche, tandis que la paralysie du long *fléchisseur* du pouce gauche n'a été observée par lui que dans deux cas. En y ajoutant le cas de *Bruns* que nous venons de décrire, on voit que cette dernière modalité constitue absolument l'exception. Elle ne s'observe que chez les tambours non expérimentés qui fléchissent en crochet le pouce gauche. En effet, ce ne sont pas les muscles surmenés, mais les muscles comprimés par la baguette et non employés pendant le jeu qui s'atrophient, même avant la paralysie. Cette atrophie fut constatée immédiatement après la paralysie. Or, à n'en pas douter, l'atrophie pour devenir perceptible exige un temps assez long. Si donc, dans plusieurs observations, on en fait mention immédiatement après la paralysie, c'est qu'elle a débuté beaucoup plus tôt. C'est la baguette en comprimant ces muscles inactifs qui a occasionné cette atrophie. De plus, on ne pourrait considérer comme sujette au surmenage qu'une seule fonction, à savoir l'adduction du premier métacarpien : elle se trouve sous la dépendance de deux groupes musculaires: 1) adducteur du pouce et portion interne du court fléchisseur du pouce et 2) long extenseur du pouce (*Duchenne*). Ce dernier muscle non seulement étend le pouce, mais encore le maintient en adduction (en connexion avec le premier groupe musculaire). C'est ce qui explique le surmenage qui survient en fin du compte. Cette paralysie du long extenseur du pouce survient seulement chez les militaires, parce que, chez eux, le jeu est continué volontairement ou sur ordre, même après fatigue ressentie.

v. Zander résume comme suit la symptomatologie de la paralysie des tambours : Le malade commence par ressentir des douleurs brusques dans le pouce et l'avant-bras gauches qui ne tardent pas à disparaître, mais elles sont bientôt remplacées par de la faiblesse de la main gauche et l'impossibilité complète d'étendre le pouce. Pas de troubles de la sensibilité, pas d'atrophie, seulement impossibilité d'étendre volontairement le pouce gauche. C'est pour cette raison que pendant l'extension passive du pouce gauche, la tabatière anatomique (long extenseur, long abducteur et court extenseur de pouce) est peu accusée. Il est encore impossible d'affirmer quoi que ce soit sur l'état de l'excitabilité électrique du muscle atteint. Quelques médecins militaires auraient observé l'abolition complète de l'excitabilité électrique immédiatement après la paralysie (?). Le traitement ordinairement prescrit (électricité et massage) n'a jusqu'à présent fourni que des résultats peu favorables. Quant à la nature intime de cette paralysie, il s'agirait, d'après toute probabilité, d'une paralysie musculaire périphérique aiguë provoquée par le surmenage. Mais la cause prochaine de cette affection nous échappe encore complètement.

L. Bruns (16) soutient que la paralysie des muscles de l'éminence thénar et spécialement de l'adducteur du pouce est plus fréquente qu'il ne semble résulter des observations de *Zander*. En effet, on observe assez souvent chez les tambours atteints, l'impossibilité d'étendre la phalangette du pouce. Or, cette extension est due à l'action du long extenseur associée à l'adducteur, au chef interne du court fléchisseur, d'une part, et à celle de l'abducteur du pouce avec le chef interne de ce même fléchisseur, d'autre part. Il est donc probable que la paralysie de l'adducteur du pouce et son atrophie consécutive n'est pas due exclusivement à la pression exercée par la baguette sur les muscles de l'éminence thénar.

D'après lui, les cas de paralysie des tambours peuvent être groupés sous trois chefs : 1) Les cas où l'on a affaire à la paralysie du long extenseur du pouce gauche. Dans ces cas qui sont les plus fréquents, il survient probablement, presque toujours la paralysie et l'atrophie des muscles de l'éminence thénar, surtout de l'adducteur. 2) Dans des cas beaucoup plus rares, c'est le long fléchisseur du pouce gauche qui est atteint. Il est douteux que dans ces cas on ait aussi affaire à la paralysie des muscles de l'éminence thénar. 3) Enfin, dans des cas exceptionnels, le long fléchisseur et le long extenseur du pouce gauche sont pris tous les deux. Dans ces cas les muscles de l'éminence thénar sont toujours paralysés et atrophiés. *Benzler* et *Bruns* ont observé un cas appartenant au type 3. Il y avait RDP. des muscles atteints. De plus, les tendons de l'extenseur du pouce, comme dans les observations III et VII de *Zander*, étaient tuméfiés. Cette tuméfaction (ténosynovite hypertrophique d'*Erb*) est observée assez souvent dans les névrites radiales traumatiques et saturnines. On peut donc la considérer comme une nouvelle preuve de l'existence d'une névrite périphérique dans l'observation que nous venons de mentionner (1).

Nous avons déjà dit que la paralysie des tambours ne s'observe que dans la pratique des médecins militaires. *Düms* (24, p. 210-218) à son tour rapporte trois cas de paralysie des tambours, mais, contrairement à l'opinion de *Zander* et de *Bruns*, il l'attribue à la rupture du tendon de l'extenseur propre du pouce. En effet, ce tendon décrit un trajet très oblique et ses fibres s'entrecroisent à angle aigu avec les fibres transversales du ligament dorsal du poignet (voir fig. 22, 3' p. 217). Dans la position de la main gauche tenant la baguette du tambour, ce sont surtout l'adducteur et le long extenseur du pouce qui entrent en jeu, tandis que l'abducteur et le long flé-

(1) Dans un des 3 cas de *Litthauer* [cité par *Schaefer* (95, p. 28-29)], le pouce gauche était en légère flexion et en abduction ; impossibilité de mouvements volontaires du pouce, analgésie ; pas de troubles trophiques.

chisseur du pouce sont moins actifs. Ces derniers se contractent seulement chez les tambours non exercés. Par suite de la contraction des muscles sus-énumérés, le tendon du long extenseur du pouce est tiraillé et, en cas d'exercices par trop prolongés, il finit par se rompre, surtout à l'entrecroisement de sa gaine avec le bord inférieur du ligament dorsal.

Dans les trois cas dont il a été fait mention plus haut, la rupture du tendon du long extenseur du pouce était indéniable, et on se trouvait en présence de tous les symptômes d'une paralysie des tambours type.

Ce qui démontre bien, entre autres, l'inexactitude des hypothèses pathogéniques proposées par *Zander* et *Bruns*, c'est la paralysie exclusive du long extenseur du pouce. En effet, ce muscle est innervé par la branche du nerf interosseux postérieur, rameau du radial qui innerve en même temps l'extenseur propre de l'index et le long abducteur du pouce. Or, ces muscles ne sont jamais atteints dans la paralysie des tambours.

Du reste, la pathogénie proposée par l'auteur est, d'après lui, démontrée par un grand nombre d'observations, surtout par la suivante due à *Steudel* (109).

Obs. CL. — Il s'agit d'un tambour chez lequel, à la suite d'une légère ténosite chronique du long extenseur du pouce gauche avec épanchement (douleur au pouce et à l'avant-bras), le tendon ramolli finit par se rompre. On sentait nettement, à travers la peau, l'épaississement du bout périphérique de ce tendon et la désintégration très accusée de son bout central. Or, ce soldat était atteint d'une paralysie des tambours type.

Ce qui, d'après *Düms*, plaide encore en faveur de son hypothèse, c'est l'absence de RD., l'absence de toute douleur musculaire continue, et l'effacement du contour des tendons. De plus, l'amélioration survient toujours si l'on met le pouce en hyperextension. Or, dans cette position les deux bouts du tendon sont plus rapprochés. En se basant sur tout ce que nous venons d'exposer, il propose, comme nous l'avons déjà dit, de remplacer la dénomination de paralysie des tambours par celle de ténosynovite des tambours.

Le long exposé que nous venons de faire de cette question en suspens encore, nous autorise-t-il à prendre parti dans ce débat ? Pouvons-nous pencher plutôt d'un côté que de l'autre ? Nous ne le croyons pas. Nous sommes d'avis que la pathogénie de la paralysie des tambours n'est pas univoque. Les symptômes qui la caractérisent, peuvent aussi bien être attribués à la ténosynovite qu'à la paralysie du long fléchisseur du pouce gauche.

La lecture attentive des observations de *Zander* ne permet pas de doutes à cet égard. Elles sont à peu près calquées les unes sur les autres et rappellent à s'y méprendre les traits caractéristiques consignés dans l'observation de *Bruns* (14) rapportée plus haut. A n'en pas douter, dans les cas de *Düms* et de *Steudel*, on avait bien affaire à la rupture du tendon du long extenseur du pouce. Mais malgré les raisons données par *Düms*, il n'est pas du tout démontré que cette rupture a lieu réellement même dans la majorité des cas. Aussi, nous semblet-il que, quant à la pathogénie de la paralysie des tambours il faut jusqu'à nouvel ordre être éclectique.

Disons en terminant quelques mots sur le pronostic de la paralysie des tambours. Nous avons déjà vu plus haut que *Zander* le considère comme très défavorable. *Bruns* (16) n'est pas de cet avis : le pronostic serait beaucoup plus bénin. Ainsi, les fonctions du fléchisseur du pouce du malade dont l'observation fut rapportée, sont complètement rétablies. Cette paralysie a d'autant plus de chances de guérir que le malade réformé, n'est plus obligé de continuer de battre le tambour. Comme mesure prophylactique, cesser de battre le tambour dès que se sont déclarés les premiers symptômes douloureux.

TAPISSIERS

Morstadt (68), sans donner des observations à l'appui, indique que l'on trouve chez les tapissiers la paralysie du nerf du grand dentelé dans son passage à travers le scalène moyen.

TEINTURIERS

La paralysie du cubital survenue dans l'observation de *Leudet* (63, obs. II) appartient au type A.

Obs. CLI. Il s'agit d'un teinturier qui se servait d'une grosse cheville, avec laquelle il tournait fortement l'anse du cordon plongée dans un liquide, pour en exprimer une partie du liquide tinctorial. On a noté chez lui : douleurs, anesthésie légère, troubles moteurs des quatrième et cinquième doigts, amaigrissement marqué des muscles de l'éminence hypothénar et de l'opposant du pouce.

TÉLÉGRAPHISTES ET TÉLÉPHONISTES

En laissant de côté les crampes des télégraphistes

décrites par *Onimus* et bien étudiées, entre autres, par *Simon* (100), comme n'ayant rien à faire avec les névrites professionnelles, il nous reste une seule observation, celle de *Menz* (68) concernant une téléphoniste, ancienne télégraphiste. Il s'agit d'un cas appartenant presqu'au type A : pour transmettre les messages téléphoniques, on est presque nécessairement obligé d'appuyer un coude (le gauche) sur la table, tandis que la main droite transcrit le message. Ce qui démontre bien la quasi-spécificité de cette paralysie cubitale, c'est que, d'après la malade, une de ses collègues fut, il y a quelque temps, atteinte d'une affection identique. En somme, nous avons ici affaire à ces sortes de professions dont parla déjà *Duchenne* (23), où l'on note la paralysie cubitale en raison de l'habitude que présentent les ouvriers de s'appuyer, pendant le travail, avec le coude sur un support dur.

Obs. CLII. — Femme de 30 ans, ancienne télégraphiste, occupée, depuis 2 mois, dans le bureau téléphonique central de Triest à transcrire les messages téléphoniques et à les remettre par télégraphe. Ce service est fait par 4 jeunes femmes qui travaillent à deux pendant cinq heures consécutives : chacune d'elles, alternativement avec sa collègue, est obligée de tenir de la main gauche, le coude appuyé sur la table, le tuyau récepteur près de l'oreille, tandis qu'elle transcrit de la main droite le message téléphonique.

Depuis 2 semaines, affaiblissement progressif de la main gauche allant jusqu'à immobilité presque complète des derniers doigts ; en même temps, sensation d'engourdissement, de fourmillements dans tout le membre supérieur gauche. *A l'examen* : Mobilité normale du bras et de l'avant-bras, diminution considérable de la force musculaire de la main gauche (pression de la main très faible). Flexion palmaire peu énergique, flexion cubitale presque abolie. Impossibilité de fléchir la phalangette des 3 derniers doigts, ainsi que de frapper sur un support dur (comme pour jouer du piano). Abduction des doigts encore possible, rapprochement des doigts écartés impossible (surtout 2 derniers doigts). Impossible de fléchir la phalange et d'étendre la phalangette des 3 derniers doigts. Possibilité de mettre le 5e doigt en légère abduction, mais la malade n'arrive pas à l'opposer. Diminution de la sensibilité à la douleur et au contact dans tout le domaine du cubital, depuis le coude jusqu'aux phalangettes. Pas RD. Pour prévenir l'apparition ultérieure de phénomènes morbides semblables, l'auteur conseille d'interposer un coussinet entre la table et le coude.

TERRASSIERS

La paralysie *Erb-Duchenne* notée dans l'observation II de *Huet*, *Duval* et *Guillain* (57) est en tout comparable à celle qui survient chez les bardeurs, etc. : il s'agit d'une névrite professionnelle appartenant au type A.

Obs. CLIII. — Homme de 55 ans, terrassier. Porte des rails lourds sur l'épaule gauche. *En avril 1900* : mouvements du bras gauche devenus difficiles. *En mai 1900* : RDP. des 3 portions du deltoïde, traces de RD. dans le long supinateur, le biceps et le sous-épineux. Légère atrophie du deltoïde, du biceps et du long supinateur. Le bras en élévation et en abduction.

Pour le mécanisme de cette paralysie radiculaire du plexus brachial, v. *Pathogénie*.

TISSERANDS

Dans l'observation IV de *Nenninger* [72, p. 24-30; v. aussi *Oppenheim* (73, p. 325 et 406)] la paralysie du triceps gauche est due au surmenage professionnel, le malade étant obligé, de par sa profession, de faire par jour environ 20.000 mouvements saccadés d'extension : il s'agit donc d'un cas appartenant au type A.

Obs. CLIV. — Homme de 48 ans, tisserand. Lourdeur et douleurs dans le triceps surmené, impossible d'exécuter activement les mouvements d'extension, surtout à gauche ; à droite, triceps ne répond pas à l'électricité.

TONNELIERS

Pour la méralgie paresthésique survenant parfois chez des tonneliers [*Brisard* (12)], v. *Avocats*.

TOURBIERS

Les observations de *Frankenstein* (37, obs. II) et de *Kron* (62) appartiennent au type A : comme pour les houeuses, le travail à genoux ou accroupie semble être l'attitude à peu près générale, d'où compression des nerfs des membres inférieurs, surtout du sciatique poplité externe. Pour les raisons de la vulnérabilité extrême de celui-ci, v. la *pathogénie*.

Voici l'observation II de *Frankenstein* :

Obs. CLV. — Fillette de 14 ans occupée à l'extraction de la tourbe. Durée de la journée de travail, de 4 heures du matin à 10 heures du soir, avec des intervalles pour trois repas ; le travail se fait à genoux, et le déplacement de l'ouvrière a lieu dans la même attitude. Après trois jours de travail, faiblesse de la jambe gauche ; plus tard, impossibilité d'exécuter des mouvements avec le pied droit ; douleurs intenses au cou-de-pied droit. Faiblesse et amaigrissement de la jambe droite (25 cent. de circonférence à droite contre 28 cent. à gauche). Contractions faibles du jambier antérieur, de l'extenseur commun des orteils et de l'extenseur propre du gros orteil. Steppage du côté droit. Légère hyperesthésie aux piqûres à la jambe et au pied droits. Réflexe patellaire normal, réflexe d'Achille absent.

Paralysie presque complète de la jambe droite avec R.D., à gauche parésie de quelques muscles innervés par le tibial (1).

Diagnostic : Névrite périphérique des nerfs péroniers et tibial à droite, du tibial seul à gauche. Causes : compression de ces nerfs. Causes occasionnelles : anémie et puberté. Traitement : électricité, repos.

Rapportons à présent l'observation de *Kron* :

Obs. CLVI. — Jeune fille de 16 ans, occupée à déplacer de la tourbe. Après 6 jours de travail, engourdissement plus prononcé à droite, ensuite fourmillements et douleurs aussi plus prononcés à droite. Avec le temps disparition des troubles du côté gauche, mais à droite atrophie du jambier antérieur et de l'extenseur commun des orteils. Réflexe rotulien aboli des deux côtés, réflexe plantaire normal. Pas de troubles de la sensibilité, pas de douleur à la pression des nerfs. R.D.P. plus accusée à l'extenseur commun des orteils. Crampes. Traitement : repos, électricité, bains chauds, massage.

L'auteur fait accompagner cette observation de quelques remarques assez intéressantes. Cette forme, où il s'agit plutôt de parésie que de paralysie proprement dite, est bénigne, mais le pronostic doit être réservé : l'affection dure parfois des années. L'unilatéralité est due à ce que le tronc pèse davantage sur la cuisse du côté où le travail est exécuté. Pour prévenir l'apparition des troubles, on fera exécuter le travail, l'ouvrier couché ou s'appuyant aussi sur une main : le genou forme alors un angle plus obtus, d'où compression moins accusée du péronier.

(1) La paralysie isolée des muscles innervés par le tibial, sans participation de ceux dépendant du péronier, est rare. *Remak* [v. *Remak* et *Flatau* (87)] rapporte un cas (homme de 49 ans) où il y avait de l'hyperesthésie, mais non paralysée dans le domaine du tibial. Dans la plupart des cas de névrite des membres inférieurs, l'on a affaire au péronier tout seul ou associé au tibial.

L'ouvrier changera souvent d'attitude et quittera le travail dès les premières sensations de fourmillements. Il est à remarquer que les troubles surviennent ordinairement après quelques heures de travail.

TOURNEURS

L'observation de *Muthmann* (70) appartient au type A : la névrite bilatérale du sciatique poplité externe plus accusée à gauche (le malade s'appuyait ordinairement sur le pied gauche) est due au surmenage découlant de sa profession. Il faut seulement noter que, dans le domaine du péronier, la paralysie par le surmenage professionnel est beaucoup moins fréquente que celle par compression ; on n'en connait que 3 cas [ceux de *Seeligmüller*, de *Charcot* et *Meige* (18) et de l'auteur].

Obs. CLVII. — Homme de 28 ans, ancien menuisier, depuis 9 ans tourneur. Pas d'hérédité. A 18 ans, impossibilité de lever le bras droit au-dessus de l'horizontale ; l'élévation jusqu'à l'horizontale était possible, mais avec difficulté ; atrophie considérable de la ceinture scapulo-humérale. S'agissait-il d'atrophie musculaire progressive ou de paralysie du plexus brachial (le malade portait sur l'épaule droite des planches lourdes) ? Paralysie incomplète du deltoïde et du grand dentelé. Est resté à l'hôpital du 30 juillet au 3 novembre 1888 et en est sorti amélioré : atrophie disparue, accomplit facilement tous les travaux. Pas d'alcoolisme. Depuis 9 ans qu'il a changé de profession, il tourne la manivelle du tour à l'aide du pied droit en s'appuyant ordinairement sur le membre inférieur gauche. Depuis un an, difficulté de relever les pointes des pieds, presque impossibilité d'étendre les orteils (plus accusées à gauche). Marche progressive de l'affection avec, de temps en temps, de légères améliorations. Il finit par ne pouvoir lever le pied gauche et étendre les orteils ; à droite, mouvements peu énergiques. De temps en temps, engourdissement du dos du pied, ainsi que contractions douloureuses des muscles dorsaux du pied. Le malade prétend que, en vélocipède, il relève bien les pieds des pédales.

A l'examen (novembre 1899) : Omoplate droite un peu abaissée. Muscles des mollets bien développés. A gauche, impossibilité de relever la pointe du pied, d'étendre les orteils et le pied. A droite, mouvements très peu énergiques. Atrophie des muscles extenseurs des jambes (circonférences : 28 cent. à droite et 26 à gauche). Saillie manifeste du tendon des extenseurs des orteils. Steppage. A gauche, paralysie du jambier antérieur, du long extenseur du gros orteil, de l'extenseur commun des orteils, du péronier antérieur, du long et du court péroniers, du court extenseur des orteils et du court extenseur du gros orteil. Paralysie moins accusée à droite. Pas de secousses fibrillaires. Sensibilité normale. Réflexe rotulien peu énergique des deux côtés ; réflexe d'Achille aboli ; réflexe plantaire aboli à gauche, existe à droite. Réflexes abdominal et crémastérien normaux. La faradisation du péronier gauche provoque des contractions dans les muscles correspondants quand les bobines sont distantes de 52 mm. (distance normale : 120 93 mm.), et celle du péronier droit à la distance de 55 mm. distance oormale : 120-95 mm.). Tous les muscles paralysés, excepté le long extenseur du gros orteil des deux cotés et le court extenseur du gros orteil gauche, répondent au courant faradique. R.D. du long extenseur du gros orteil gauche. — D'après la gravité décroissante des lésions, les muscles peuvent être rangés dans l'ordre suivant : long extenseur du gros orteil gauche, court extenseur du gros orteil gauche, long extenseur du gros orteil droit, court extenseur du gros orteil droit, extenseur commun des orteils gauches, extenseur commun des orteils droits, long péronier, court péronier et jambier antérieur gauches, court péronier, long péronier et jambier antérieur droits. La paralysie des muscles innervés par le péronier est plus accusée à gauche.

Diagnostic : Névrite bilatérale du sciatique poplité externe plus accusée à gauche, avec hypoexcitabilité électrique des muscles innervés par le tibial. Le traitement (faradisation, bains salés, repos) a produit une amélioration notable.

L'auteur (p. 29 et 30) attire l'attention sur le pronostic bénin des paralysies par surmenage du péronier : la guérison survient en quelques semaines ou mois. Plus l'affection a présenté une marche rapide et plus le sujet atteint est bien nourri, plus il est bénin. R.D. aggrave le pronostic, mais la guérison est encore possible, les nerfs sciatiques poplités externes se régénérant facilement.

TRANSHUMEURS ET TRANSHUMEUSES DE NAVETS

La paralysie du péronier dans les trois observations de *Hoffmann* (53) et dans les observations de *Seiffer* (99) est, de par l'étiologie et la pathogénie, identique à celle des *houeuses* (v. ce mot) : il s'agit donc d'une névrite professionnelle appartenant au type A. La prédominance à gauche s'explique par l'attitude des trois malades de *Hoffmann* qui appuyaient plus fortement sur le genou gauche. Dans l'observation d'*Oppenheim* (73, p. 338, où il n'en dit que quelques mots), c'est le tibial qui fut atteint.

Voici les observations de *Hoffmann* dans l'ordre adopté par l'auteur :

Obs. CLVIII. — Femme de 18 ans, transhumeuse de navets, épileptique pendant plusieurs mois de l'été 1893. En transhumant les navets, elle se tient à genoux toute la journée en s'appuyant plus énergiquement sur le genou gauche. Après dix jours, engourdissement et fourmillements dans la plante gauche, s'étendant graduellement sur le côté externe de la jambe jusqu'au jarret ; démarche titubante. Dès qu'elle s'appuyait sur le genou droit, mêmes troubles (quoique moins prononcés) de ce côté, de plus, douleurs au mollet et sensibilité du jarret à la pression. Parésie assez notable des muscles du mollet gauche, un peu moins accusée à droite; sensibilité à la pression du tibial de ce côté et RDP., tandis que les muscles innervés par le péronier fonctionnent normalement. Douleurs au mollet pendant la marche. Amélioration après trois semaines (repos au lit, bains chauds, galvanisation).

Obs. CLX. — Jeune homme de 19 ans, paysan, transhumeur de navets. Dès le cinquième jour engourdissement et fourmillements, affaiblissement de la jambe, pas de douleurs. De temps en temps, douleurs fulgurantes à la cuisse. Parésie très accusée dans le domaine du tibia gauche, un peu moins accusée dans celui du péronier gauche, avec atrophie de tous les muscles de la jambe (circonférence du mollet de 2, 1 centimètre inférieure à celle du mollet droit), excitabilité mécanique paresseuse des muscles parésiés et RDP. Muscles du mollet gauche sensibles à la pression. Réflexe achilléen aboli à gauche; réflexe rotulien normal des deux côtés; réflexe plantaire fait souvent défaut à gauche, normal à droite. Pas de troubles objectifs de la sensibilité; peut-être légère anesthésie. Circonférence de la cuisse droite de 1 cent. inférieure à celle de la cuisse gauche, démarche boiteuse, impossibilité de se tenir sur la pointe du pied gauche. Amélioration par le même traitement que dans l'observation précédente.

Obs. CLXI. — Femme de 24 ans, sœur du précédent; même travail. Fourmillements à la plante gauche et raideur du cou-de-pied gauche. sans douleur au début; plus tard, douleurs dans les muscles de la jambe et du côté externe de la jambe. Atrophie de la jambe gauche (circonférence du mollet de 1 centimètre et demi inférieure à celle du côté opposé). Parésie très accusée des fléchisseurs et des extenseurs. RDP. Nerfs non douloureux à la pression, mais les muscles du mollet et les extenseurs le sont. Hyperesthésie dans le domaine des branches cutanées du péronier et des nerfs plantaires interne et externe,

A droite : parésie dans le domaine du péronier avec RDP. et troubles subjectifs de la sensibilité, mais point de troubles objectifs. Démarche boiteuse, steppage à gauche. Sortie améliorée ; la sensibilité l'est plus que la motilité.

Les malades doivent quitter le travail dès l'apparition des premiers troubles. Traitement : électricité, massage, repos, bains chauds.

Nous donnerons à présent le résumé très écourté des six observations de *Seiffer* concernant toutes des transhumeuses de navets, en suivant l'ordre de l'auteur :

Obs. CLXII. — Femme de 21 ans. Travaille depuis trois jours. RDP. à gauche dans le domaine du péronier, les tibiaux des deux côtés légèrement atteints.

Obs. CLXIII. — Femme de 19 ans. Travailla huit jours. Paralysie bilatérale grave du péronier, plus prononcée à droite. Nerf tibial gauche légèrement atteint (?).

Obs. CLXIV. — Femme de 20 ans. Paralysie du péronier gauche de moyenne intensité, avec quelques symptômes de polynévrite.

Obs. CLXV. — Fillette de 13 ans et demi. Légère parésie du péronier gauche (peut-être compression par des jarretières très étroites ?).

Obs. CLXVI. — Femme de 43 ans. Tibial droit paralysé, péronier assez gravement atteint des deux côtés. Les symptômes morbides auraient débuté il y a 10 ans à la suite du travail.

Obs. CLXVII. — Femme de 37 ans. Paralysie bilatérale du pénonier de moyenne intensité, travaille depuis plusieurs années (peut-être polynévrite (?).

Il s'agit toujours de paralysies partielles. C'est le péronier qui est le plus souvent atteint. En cas où le tibial est aussi intéressé, c'est toujours le péronier qui l'est davantage. Même dans les paralysies d'origine centrale ce sont les muscles innervés par le péronier qui sont le plus attaqués. Pour l'explication, v. chapitre *Pathogénie*.

TRAYEURS

La crampe des trayeurs surtout bien étudiée par *Remak* (83) n'est pas, à proprement parler, une crampe. Ce que l'on peut dire dans un grand nombre de crampes rangées à tort parmi les névroses professionnelles, à savoir que c'est la paralysie de certains muscles qui commence et que la soi-disant crampe n'est que l'expression de l'action des antagonistes non compensés, s'applique encore avec plus de justesse à l'affection connue sous le nom de crampe des trayeurs.

Cette opinion est surtout soutenue énergiquement par *Remak*; d'après lui, la marche probable de cette affection serait la suivante. Par suite du surmenage aigu auquel sont soumis le pouce et l'index, de préférence employés dans l'acte de traire, il surviendrait une inflammation irritative des fibres sensitives du radial et du médian, d'où crampe. La lésion des fibres motrices du médian et l'atrophie consécutive ne surviendraient que plus tard. En d'autres termes, il s'agirait dans ces cas non d'une excitation centrale, mais d'irritation causée par des inflammations périphériques (névrite). *Stephan* (107) ajoute de son côté que cette névrite périphérique est consécutive à une névrite produite par les manipulations professionnelles. On voit donc que c'est à raison que nous rangeons la crampe des trayeurs parmi les névrites professionnelles. De plus, toutes les observations que nous possédons, à savoir celles de *Remak* (83), de *Stephan* (107) et de *Däms* (25, p. 336), appartiennent, à n'en pas douter, au type A. Les troubles du médian et du radial sont limités aux muscles surmenés dans l'acte de traire et sont surtout accusés dans le pouce et l'index. Passons à l'analyse des observations. Commençons par celle de *Remak* :

Obs. CLXVIII. — Femme de 30 ans ; crampe des trois premiers doigts de la main droite (1), avec douleur intense et phénomènes paralytiques dans les deux mains, plus prononcés à droite, dans le domaine du médian ; à droite, impossibilité de rapprocher le pouce vers le quatrième et le cinquième doigts ; à gauche, ces mouvements s'exécutent quoique avec difficulté. Légère atrophie des muscles de l'éminence thénar, surtout à droite ; troubles de la sensibilité dans le domaine du médian, excitabilité électrique abolie à droite, seulement affaiblie à gauche. R.D. à droite, R.D.P. à gauche. Médian droit sensible à la pression. *Diagnostic* : névrite dégénérative du médian, plus accusée à droite, névrite probable des branches cutanées du radial droit (troubles de la sensibilité de ce côté). La galvanisation donne de bons résultats.

L'observation de *Stephan* (107), comme nous l'avons déjà dit, diffère de celle de *Remak* en ce que c'est la main gauche qui est affectée.

Obs. CLXIX. — Paysan de 47 ans, trayeur de vaches depuis l'âge de 10 ans (2 fois par jour, 10 à 15 vaches). Gêne surtout

(1) *Bernhardt* (9, p. 335-336), attire l'attention sur ce fait que dans un cas observé par lui (homme de 37 ans, en octobre 1891), et dans celui de *Stephan*, la crampe des trayeurs siégeait à gauche. Nous ne savons pas à quoi attribuer cette différence. Peut-être tous les sujets ne surmènent-ils pas au même degré chacune des deux mains ?

accusée à gauche. Impossibilité d'obtenir autant de lait qu'avant l'affection. Crampe des doigts gauches disparaissant petit à petit. Douleurs térébrantes intenses, avec exacerbations vespérales empêchant le sommeil, à la partie antérieure et postérieure de l'épaule gauche, engourdissement des mains et des doigts gauches. Disparition spontanée de ces douleurs. Main gauche et doigts tuméfiés (peau infiltrée), livides, plus froids; mobilité de doigts très incomplète; légère atrophie des muscles du bras, atrophie prononcée du thénar, de l'hypothénar et des interosseux; hypoesthésie du membre supérieur gauche, surtout de l'index et du pouce. Muscles atrophiés et hypoexcitables au courant faradique, hyperexcitables au courant galvanique (début RD.). Réflexes tendineux conservés à gauche. Grâce au traitement employé (électricité, massage, bains de bras chauds, quinine et iodure) disparition de l'atrophie et des troubles sensitifs. S'est remis au travail. *Diagnostic* : névrite périphérique consécutive à une névrite professionnelle.

Voici enfin l'observation de *Däms* concernant un cas de crampe de trayeur chez une recrue.

Obs. CLXX. — Il s'agit d'un Suisse qui, depuis l'âge de 14 ans, trayait au moins pendant 5 6 heures par jour. Quelques années avant d'entrer au service, raideur douloureuse des doigts après le trayage, mais dans le service ce sont les phénomènes parétiques dans le domaine du médian qui se sont déclarés. Pendant le premier temps il y avait peu de symptômes, mais plus tard, quand les doigts, pour quelque manipulation déterminée, devaient prendre une attitude spéciale, il fut impossible de mener à bien l'instruction du malade. En d'autres termes il s'agissait ici d'un réveil de névrite par surmenage.

TRICOTEUSES

L'observation de *Rieder* appartient au type A : la névrite du médian est due à sa compression par l'aiguille à tricoter.

Obs. CLXXI. — Femme de 53 ans, tricote beaucoup depuis

la jeunesse la plus tendre. Douleurs dans les 2 mains. Pendant 9 mois, amaigrissement de la main droite(?); il y a 3 mois, crampes occupant le pouce, l'index et le médius, surtout accusées à droite et survenant pendant qu'elle écrit ou tricote. Espaces interosseux dorsaux (du pouce et de l'index) droits un peu amaigris; éminence thénar un peu atrophiée, surtout au voisinage immédiat du premier métacarpien; muscles plus mous, adducteur, opposant et court fléchisseur du pouce se contractent peu énergiquement. Hyperalgie et paresthésie au voisinage des muscles du pouce, dans le domaine de l'index et du médius. Hypoesthésie à droite (ne reconnait pas les objets); en même temps, anesthésie douloureuse. Muscles malades douloureux à la pression. Diagnostic : périnévrite subaiguë localisée (phénomènes d'irritation suivis d'affaiblissement moteur et d'atrophie musculaire, absence de paralysie accusée et durée considérable de l'affection). Traitement : repos, électricité, antipyrine. Amélioration notable.

VENDEURS DE SOULIERS

L'observation de *Moyer* (69) appartient au type A. Nous avons déjà attiré l'attention (v. étiologie dans la 1re partie) sur l'intérêt qu'elle offre au point de l'influence que l'attitude exerce sur les localisation de la névrite professionnelle.

Obs. CLXXII. — Homme de 26 ans, essayeur de souliers. Raideur surtout accusée aux pieds. Se tenait autrefois sur le talon droit en essayant les souliers. Par suite de la raideur du pied droit, il changea d'attitude et s'appuya pendant le travail sur le talon gauche. Le pied gauche s'est pris à son tour, et le malade fut obligé de revenir à son attitude initiale.

Les jambiers antérieurs (surtout le droit) notablement affaiblis : pied droit fléchi tout au plus jusqu'à angle droit; à gauche la flexion est plus énergique. Gros orteil droit froid et engourdi; légère hyperesthésie sur une certaine étendue de la face dorsale du pied droit; pas de thermoanesthésie; à gauche, les troubles sensitifs sont peu importants. Légère hyperexcitabilité galvanique à droite (RDP.); nerfs péroniers normaux.

On a affaire dans ce cas à une contracture paradoxale de *Westphal*. En effet, dans la position occupée par le malade, le jambier antérieur était relâché; il s'agissait donc d'une paralysie paradoxale.

VÉRIFICATEURS DE VAGONS

Il est assez difficile de classer l'observation de *Gilles de la Tourette* (47). C'est, si l'on veut, une névrite professionnelle, puisqu'elle est provoquée dans l'accomplissement du métier. Mais encore ce n'est pas bien sûr : la lanterne, tout indispensable qu'elle soit pour procéder à la vérification, constitue-t-elle une partie intégrante des manipulations et des instruments auxquels on pense immédiatement en parlant de visiter un vagon? Il est permis d'en douter Même l'origine professionnelle de la paralysie radiale admise, ce cas appartient-il au type A ou au type B? Plutôt au premier, quoique, à la vérité, il ne soit pas difficilede sereprésenter d'autres professions où la lanterne est aussi nécessaire. D'autant plus, que tous les vérificateurs ne portent pas de lanterne sous le bras. Aussi laissons-nous ces questions en suspens et nous contentons-nous tout simplement de rapporter cette curieuse observation prise dans le service de *Charcot*.

Obs. CLXXIII. — Il s'agit d'un vérificateur de vagons qui procédait à ses visites muni d'une petite lanterne qu'il avait coutume de porter sous son bras : il est survenu chez lui une paralysie des extenseurs du type radial. Il a suffi de lui conseiller de modifier cette pratique pour voir disparaître la paralysie.

VIOLONISTES

Pour l'épicondylalgie survenue chez une violoniste femme [*Bernhardt* (10)], v. *Blanchisseuses.*

VITRIERS AMBULANTS

Dans l'observation III de *Vigouroux* (115) s'agit-il bien d'une névrite professionnelle? Nous croyons que ce diagnostic est admissible, si l'on se rappelle que la caisse avec le verre portée sous le bras gauche, peut bien exercer une pression sur le plexus brachial correspondant. Dans ce cas, il faut ranger ce fait parmi ceux du type A.

Obs. CLXXIV. — Homme de 35 ans, vitrier ambulant. Depuis quelques semaines, engourdissement, fourmillements et faiblesse de tout le membre supérieur gauche (surtout dans les muscles élévateurs du bras); diminution uniforme du membre gauche, pas d'atrophie isolée. Digitations du grand dentelé moins apparentes à gauche; saillie en ailes de l'omoplate gauche. Pas RD., pas de troubles sensitifs. Franklinisation irrégulière pendant trois mois; rétablissement complet. Atrophie irritative ? (Compression légère avec atrophie.) Pronostic bénin.

XYLOGRAPHES

D'après *Bruns* [cité par *Oppenheim* (73, p. 332)], il surviendrait chez les xylographes une paralysie cubitale par suite de la flexion forcée de l'avant-bras longtemps maintenue. Nous n'avons pas trouvé d'observations correspondantes.

CONCLUSIONS

1) Les névrites professionnelles sont, dans la majorité des cas, provoquées par les chocs, les compressions ou les tiraillements exercés sur les nerfs pendant le travail, par les instruments dont se sert l'ouvrier ou les supports durs sur lesquels il s'appuie.

2) La compression des nerfs et la névrite consécutive sont parfois provoquées par la contraction musculaire elle-même.

3) Le surmenage joue un rôle plus effacé dans la genèse des névrites professionnelles. Son action se manifeste surtout dans les professions où les contractions musculaires saccadées sont souvent répétées et longtemps continuées, avec des intervalles de relâchement de peu de durée.

4) La localisation des névrites professionnelles est subordonnée en grande partie au lieu d'application de l'agent nocif et aussi à l'attitude conservée par l'ouvrier pendant le travail.

5) Le pronostic des névrites professionnelles est

assez sombre. La guérison complète ne s'observe que dans un nombre relativement restreint de cas.

6) Les névrites professionnelles atteignant surtout des sujets en plein épanouissement de forces et pouvant constituer une cause d'inaptitude parfois définitive au travail, il importe de prendre, autant que possible, toutes les mesures nécessaires pour prévenir leur apparition.

BIBLIOGRAPHIE

1) Arthaud. — Sur la pathogénie des névrites périphériques. (Communication à la Société de Biologie, séance du 2 avril 1887). *C. R. de la Société de Biologie*, 8e série, t. iv, 1887, p. 208-210.

2) Babinski. — Des névrites. (*Charcot-Bouchard*, t. vi, p. 649-684.) Paris, 1894.

3) Ballet. — Accidents consécutifs à la compression habituelle du cubital chez les ouvriers employés à ouvrager le verre. *Revue de Médecine*, 1884, p. 484-486.

4) Ballet. — Cliniques médicales. Psychoses et affections nerveuses. Paris, 1897, p. 221.

5) A. Barreïro. — Contribution à l'étude de la paralysie du muscle grand dentelé. Thèse Paris, 1895.

6) M. Bernhardt. — Beitrag zur Symptomatologie der Laehmungen der Schultergürtel-Musculatur. *Deutsches Archiv für Klinische Medicin*, 1879, B. xxiv, p. 380-385.

7) M. Bernhardt. — Uber eine weniger bekannte Neurose der Extremitæten, besonders der oberen. *Centrablatt für Nervenheilkunde*, 1886, no 2, p. 33-45.

8) M. Bernhardt. — Uber Peroneuslæhmung. (Commun. à la Société de psychiatrie et de neurologie de Berlin, séance du 12 septembre 1888). *Centralblatt für Nervenheilkunde*, 1888, no 24, p. 721-725.

9) M. Bernhardt. — Die Erkrankungen der peripherischen Nerven. (Specielle Pathologie u. Therapie v. *Nothnagel*. B. xi, Th. 1). Wien, 1895.

10) M. Bernhardt. — Uber eine weniger bekannte Form der Beschæftigungsneuralgie. *Neurologisches Centralblatt*, 1896, n° 1, p. 13-17.

11) M. B. Blioumenau. — Paralysie hystérique du grand dentelé gauche (en russe). *Obozriénié psykilhatrii, nécrologhii i expérimènetalnoï psykhologhii*, ii, sept. 1897, p. 656-658.

12) C. Brisard. — La méralgie paresthésique (névralgie du fémoro-cutané). *Thèse* Paris, 1900.

13) K. Brodmann. — Kritischer Beitrag zur Symptomatologie der isolirten Serratuslæhmung, nebest Bemervrungen über die erwerbsschædigenden Folgen derselben. *Deutsche Zeitschrift für Nervenheilkunde*, xvi, 1900, p. 467.

14) L. Bruns. — Isolirte Læhmung des linken Flexor pollicis longus durch Uberanstrengung, « Trommlerlæhmung ». *Neurologisches Centralblatt*, 1890, n° 12, p. 359-363.

15) L. Bruns. — 1) Zur Pathologie d. isolirten Læhmung des M. ser. ant. maj. (Communication à la Société de psychologie et de neurologie de Berlin, séance du 12 décembre 1892.) *Neurologisches Centralblatt*, 1893, n° 2, p. 34-42

— 2) Zusatz zu dem Vortrage : « Zur Pathologie » etc. im n° 2, 1893, dieses Centralblattes. *Id.*, n° 8, p. 258-260.

16) L. Bruns. — Casuistische Mittheilungen. I a) Zur Pathologie und speciell zur Prognose der Trommlerlæhmung. *Neurologisches Centralblatt*, 1895, n° 20, p. 897-903.

17) Chambard. — Contribution à l'étiologie et à la symptomatologie des impotences fonctionnelles (impotences fonctionnelles chez les névropathes héréditaires). *Revue de Médecine*, 1887, p. 469-496.

18) J.-B. Charcot et H. Meige. — Un cas de sciatique avec paralasie amyotrophique dans le domaine du poplité déterminée par l'usage exagéré de la machine à coudre. *Progrès médical*, 1891, n° 14, p. 273-275.

19) Cœster. — Zum Kapitel über Arbeitsparesen. *Berliner Klinische Wochenschrift*, 1881, n° 51, p. 816-818.

20) T. Cohn. — Facialis-Tic als Beschæftigungsneurose (Uhrmacher-Tic). (Communication à la Société de psychiatrie et de neurologie de Berlin, séance du 9 novembre 1896). *Neurologisches Centralblatt*, 1897, n° 1, p. 21-21.

20 a) Dejerine. — Séméiologie du système nerveux. (*Bouchard*, Traité de pathologie générale, t. V, p. 359-1168.) Paris, 1900.

21) Destot. Paralysie cubitale par l'usage de la bicyclette (Communication à la Société médicale de Lyon.) *Gazette des hôpitaux*, 1896, n° 119, p. 1176-1177.

21 a) Ch. Dopter. — La méralgie paresthésique. *Gazette des hôpitaux*, 1901, n° 35, p. 333-340. (*Revue générale.*)

22) J.-B. Duchenne (de Boulogne). — Physiologie des mouvements. Paris, 1867.

23) J.-B. Duchenne (de Boulogne). — De l'électrisation localisée et de son application à la pathologie et à la thérapie, 3e édition, Paris, 1872.

24) A. Duems. — Handbuch der Militærkrankheitein. Bd. i, Aeussere (chirurgische) Krankheiten. Leipzig, 1896

25) A. Duems. — Handbuch der Militærkrankheiten. Bd. iii. Die Krankheiten der Sinnesorgane und des Nervensystems, einschliesslich der Militærpsychosen. Leipzig, 1900.

26) Duval et Guillain. — Pathogénie des accidents nerveux consécutifs aux luxations et traumatismes de l'épaule. (Paralysies radiculo-traumatiques du plexus brachial.) *Archives générales de Médecine*, 7e série, vol. x, août 1898, p. 143-191.

26 a) Duval et Guillain. — Sur le mécanisme de production des paralysies radiculaires traumatiques du plexus brachial. (Communication à la Société de Neurologie, séance du 5 juillet 1900.) *Gazette hebdomadaire*, 3e série, v, 1900, n° 56, p. 649.

27) O. Eichhorst. — 1) Fall von Serratuslæhmung rein myo-

gener Natur. 2.) Fall von Peroneuslæhmung. (Communications à la Société médicale centrale de Zurich, séance du 31 mai 1890.) *Correspondenz-Blatt für schweizer Aertze*, xx, 1er juillet 1890, n° 13, p. 420.

28) W. Erb. — Krankheiten der peripheren cerebrospinalen Nerven. (*H. v. Ziemssen*, Handbuch der speciellen Pathologie und Therapie, Bd. xii, 2 h. 1.) Leipzig, 1874.

29) W. Erb. — Handbuch der Elektrotherapie (*H. v. Ziemssen*, Handbuch der allgemeine Therapie, Bd. iii). Leipzig, 1882.

30) Eulenburg. — Ueber Læhmung durch polizeiliche Fesselung (Arrestantenlæhmung) der Hand. *Neurologisches Centralblatt*, viii, 1889, n° 4, 15 février, p. 97-100.

31) H. Favier. — Paralysie du grand dentelé. *Archives de médecine et de pharmacie militaires*, xxxv, février 1900, p. 132-135.

32) Ch. Féré. — On paralysis by exhaustion. *Brain*, xi, juillet 1888, p. 208-215.

33) Ch. Féré. — Note sur l'épicondylalgie. *Revue de médecine*, xvii, 1897, p. 144-150.

34) D. Ferrier et Norman Dalton. — Paralysis of the serratus magnus und rhomboïd; electricity; improvement; remarks; *Lancet*, 1883, i, 9 juin, p. 998 (King's college hospital).

35) v. Fragstein. — Zur Aetiologie der Sensibilitætsneurosen im Gebiete des N. medianus. *Berliner klinische Wochenschrift*, 1875, n° 13, p. 181-183.

36) B. Fraenkel. — Ueber die Beschaftigungsschwæche der Stimme, Mogiphonie. (Communication à la Société de médecine interne de Berlin, séance du 24 janvier 1887.) *Deutsche medicinische Wochenschrift*, 1887, n° 7, p. 121-123.

37) M. Frankenstein. — Ueber Arbeitsparesen an den unteren Extramitæten. Thèse de Berlin, 1897.

38) L. W. Frankl Hochwart. — Akroparesthesien. (Handbuch der speciellen Pathologie und Therapie von *Nothna-*

gel, B. xi [Erkrankungen der peripherischen Nerven], Th. ii, Anhang, p. 439-450). Wien, 1898.

39) William Frank-Smith. — Hephaestic hemiplegia (hammer's palsy). *Lancet*, 1869, i, 27 mars, p. 427.

40) William Frank-Smith. — On hephaestic hemiplegia or hephaestic palsy. *British medical Journal*, 1874, ii, 31 octobre, p. 551 et 552.

41) William Frank-Smith. — Note on hephaestic hemiplegia. (Communication au XLIVe congrès annuel de l'Association médicale britannique tenu à Sheffield du 1er au 4 août 1876, section de médecine). *British medical Journal*, 1876, ii, 26 août, p. 274.

42) Gangolphe. — Névrite du cubital chez les tailleurs de cristaux. (Communication à la Société des sciences médicales de Lyon, séance de juillet 1894.) *Lyon médical*, lxxvii, 16 septembre 1894, p. 79 et 80.

43) Gerhardt. — Warum die vom N. peroneus versorgten Muskeln und speziell die beiden MM. peronei besonders hæufig von Læhmungen befallen sind? (Communication au XXe congrès ambulatoire des neurologistes et des médecins aliénistes de l'Allemagne du Sud-Ouest). *Archiv fuer Psychiatrie und Nervenkrankheiten*, 1895, xxvii, p. 972 et 973.

44) Gerhardt. — Steintraegerlaehmung. (Communication à la Société médicale de l'Alsace inférieure, de Strasbourg, séance du 30 avril 1898). *Deutsche medicinische Wochenschrift*, Vereins Beilage, 1898, n° 31, p. 218.

45) M. Gerulanos. — Ueber das Vorkremmen von Radialislaehmung nach einer heftigen Contraction des M. triceps brachii. *Deutsche Zeitschrift für Chirurgie*, 1898, Bd. XLVII, p. 1-15.

45 a) H. Gessler. — Eine eigenartige Form von progressiver Muskelatrophie bei Goldpolirerinnen. *Württemberger medicinisches Correspondenzblatt*, 1896 (in *Neurologisches Centralblatt*, 1898, n° 2, p. 75 et 76).

46) Ghilarducci. — Alcune ricerche sulla patologia e terapia delle nevrosi professionali. *Supplemento ad Policlinico*, 25 septembre 1899, n° 4, p. 98. (Note préliminaire.)

47) Gilles de la Tourette. — Paralysie des extrémités du type radial chez un vérificateur de vagons. [Discussion de la communication *Huet* (v. n° 55)]. *Revue neurologique*, 15 mai 1900, n° 9, p. 435 et 436.

48) W. R. Gowers. — A Manual of Diseases of the nervous system. Vol. I, Diseases of the spinal cord and nerves. London 1886. Vol. II, Diseases of the brain and cranial nerves, general and functionnal diseases of the nervous system. London, 1888.

49) Grasset et Rauzier. — Traité pratique des maladies du système nerveux, t. II. IV éd. Montpellier et Paris, 1894.

50) H. Grenet. — Formes cliniques des paralysies du plexus brachial. *Archives générales de Médecine*, nouv. série, t. IV, oct. 1900, p. 424-474.

50a) Guerrini. — Contribution à l'action de la fatigue sur la structure des cellules nerveuses de l'écorce cérébrale. *Archives italiennes de biologie*, XXXII, p. 62 (in *Neurologisches Centralblatt*, 1er février 1901, n° 3, p. 117).

51) Th. A. Guettier. — Un cas de névralgie professionnelle de Bernhardt (en russe). Vratchebnia Zapisky, III, 1 (13) septembre 1896, n° 11, p. 201-203.

52) Hallion. — Maladies des muscles et des nerfs en particulier. (*Charcot Bouchard*., Traité de Médecine, VI, p. 835-936.) Paris, 1894.

53) I. Hoffmann. — Casuistische Mittheilungen aus der Heidelberger medicinischen Klinik (service d'Erb.) III. Zur Lehre der Arbeitsparesen an den unteren Extremitaeten. *Deutsche Zeitschrift für Nervenheilkunde*, IX, 1897, p. 269-272.

54). A. Hoffmann. — Isolirte atrophische Laehmung des N. musculo-cutaneus, nebst Bermerkungen über compensatorische Muskelthætigkeit. *Neurologisches Centralblatt*, 1900, n° 12, p. 550-555.

55) HUET. — Sur un cas de névrites professionnelles du nerf médian et du nerf cubital chez un ouvrier menuisier porteur d'une ancienne fracture du coude. [Communication (avec présentation du malade) à la Société de neurologie de Paris, séance du 3 mai 1900.] *Revue neurologique*, 15 mai 1900, n° 9, p. 433-436.

56) HUET et GUILLAIN. — Névrite cubitale professionnelle chez un boulanger. (Communication à la Société de neurologie de Paris, séance du 8 mars 1900.) *Revue neurologique*, 15 mars, n° 5, p. 258 et 30 mars, n° 6, p. 266-270.

57) HUET, DUVAL et GUILLAIN. — Pathogénie des paralysies radiculaires traumatiques du plexus brachial. (Communication à la section de neurologie du XIIIe congrès international de médecine tenu à Paris du 2 au 9 août 1900, séance de l'après-midi 7 août). *Revue neurologique*, 15 août 1900, n° 15, p. 765, et 15 décembre 1900, n° 23, p. 1067-1074.

58) R. JANZER. — Die Ætiologie der Ulnarislaehmungen. *Thèse* de Berlin, 1895.

58 a) J. JOTEYKO. — Recherches expérimentales sur la résistance des centres nerveux médullaires à la fatigue. *Travaux du laboratoire de l'institut Sacay*, III, fasc. 2 (in *Neurologisches Centralblatt*, 1er février 1901, n° 3, p. 117 et 118).

59) E. KALMUS. — Ein Fall von Trompettenstottern. *Neurologisches Centralblatt*, 1900, 15 mai, n° 10, p. 448-452 et 1er juin, n° 11, p. 505-509.

60) M. KAUFMANN. — Ueber einen Fall von Dystrophia musculorum progressiva, complicirt durch eine neuritische Serratuslæhmung. *Deutsches Archiv für klinische Medicin*, Bd LXIX, H. 1 et 2, 1900, p. 103-129.

61) Theodore H. KELLOGG. — A form of subacute pressure-neuritis. (Communication au XXVIe Congrès annuel de l'Association neurologique américaine tenu en mai 1900.)

Journal of nervous and mental Diseases, nov. 1900, p. 603-604.

62) H. Kron. — Zur Lehre von den Arbeitsparesen an den unteren Extremitaeten. (Communication à la Société de médecine interne de Berlin, séance du 30 mai 1898). *Deutsche medicinische Wochenschrift*, 1898, p. 718 et 719.

62 a) A. Layet. — Hygiène industrielle. (*J. Rochard, Encyclopédie d'hygiène*, VI), Paris, 1894.

63) Leudet. — Etude clinique de la névrite cubitale provoquée par des contusions et des compressions répétées dans certaines professions. (Communication à la Société française pour l'avancement des sciences, 12e session à Rouen, séance du 20 août 1883), Paris, 1883, p. 766-779.

64) Lewinsky. — Ueber die Lachmungen des M. serratus anticus major. *Virchow's Archiv*, Bd. LXXIV, 1878, p. 473 500.

65) Lewinsky. — Zur Diagnose der Serratuslchmung. *Virchow's Archiv*, LXXXIV, 1881, p. 71-79.

66) E. Menz. — Isolirte Ulnarislachmung. Ein Beitrag zu den professionnellen Erkrankungen. *Wiener klinische Rundschau*, XIV, 1900, n°21, p. 411 et 412.

67) Mœbius. — Ueber eine neue Beschæftigungsneurose. (Communication à la Société médicale de Leipzig, séance du 25 novembre 1879.) *Berliner Klinische Wochenschrift*, 1880, n° 21. p. 301.

68) W. Morstadt. — Ueber die Lachmungen des M. serratus anticus major, nebst vier Beobachtungen diser Lachmungsform. *Thèse* de Munich, 1884.

69) Harold N. Moyer. — A rare occupation-neurosis. *Medical News*, 1893, I, 18 février, p. 188 et 189.

70) A. Muthmann. — Ein Fall von professionneller Parese im Peronealgebiet. *Thèse* de Bonn, 1900.

71) H. Napias. — Note sur un nouveau cas de crampe professionnelle. (Communication à la la Société de médecine pu-

blique et d'hygiène professionnelle de Paris, séance du 22 octobre 1879.) *Revue d'hygiène*, 1879, p. 927-930.

72) O. Nenninger. — Ueber Poliomyelitis acuta anterior atrophica adultorum. *Thèse* de Berlin, 1890.

73) H. Oppenheim. — Lehrbuch der Nervenkrankheiten. II° édition, Berlin, 1898.

74) Osann. — Ein Fall von doppelseitiger Erb'scher Lähmung bei einem Kohlenträger. *Münchener medicinische Wochenschrift*, 1896, n° 2, p. 29 et 30.

75) L. Ott. — Clinical aspect of some peripheral Palsies *Philadelphia medical Times*, XV, 10 janvier 1885, p. 268-271.

76) Panas. — Sur une cause peu connue de paralysie du cubital. (Communication à l'Académie de médecine de Paris, séance du 13 février 1877), *Archives générales de Médecine*, 7° série, vol. II, 1878, p. 5-21.

77) Pauly. — Névrite double d'origine professionnelle et par compression des nerfs cubital et médian du côté droit. *Province médicale*, 1897. XI, p. 257-259.

78) G. Vivian Poore. — Case of Paralysis of the serratus magnus. *Transactions of the clinical Society of London*, VIII, 1875, p. 83-91. (Communication à la Société clinique de Londres, séance du 12 février 1875.)

79) G. Vivian Poore. — On a case of « sawyer's cramp ». *Brain*, VI, juillet 1883, p. 233-238.

80) Raymond. — Sur un cas de névrite périphérique. (Communication à la Société médicale des hôpitaux de Paris, séance du 13 janvier 1888.) *Bulletin et mémoires de la Société médicale des hôpitaux de Paris*. 3° série, V. vol., 1888, p. 13-20.

80a) Raymond. — Leçons sur les maladies du système nerveux. I (année 1894-95), Paris, 1896, et II, (année 1895-96). Paris 1897.

81) E. Remak. — Ueber neuritische Muskelatrophie bei Tabes dorsalis. (Communication à la Société de psychiatrie et de neurologie de Berlin, séance du 9 mai 1887.) *Berliner klinische Wochenschrift*, 1887, n° 26, p. 462-465.

82) E. Remak. — Ueber Peroneuslaehmung. (Communication à la Société de psychiatrie et de neurologie de Berlin, séance du 12 novembre 1888.) *Neurologisches Centralblatt*, 1888, n° 23, p. 613 et 614.

83) E. Remak. — Z. Pathologie des Melkerkrampfs. (Communication à la Société de médecine interne de Berlin.) *Deutsche medicinische Wochenschrift*, 1889, n° 13, p. 250 et 251.

84) E. Remak. — Ueber isolirte Laehmung der M. serratus anticus major. (Discussion de la communication de *L. Bruns* [v. n° 15.].) *Neurologisches Centralblatt*, 1893, 15 janvier, n° 2, p. 74 et 75.

85) E. Remak. — Acute multiple localisirte Neuritis. (Communication à la Société de psychiatrie et de neurologie de Berlin, séance du 8 juin 1896.) *Neurologisches Centralblatt*, 1896, 1er juillet, n° 13, p. 578-581.

86) E. Remak. — Die neurotonische elektrische Reaktion. (Communication à la Société de psychiatrie et de neurologie de Berlin, séance du 8 juin 1896.) *Neurologisches Centralblatt*, 1er juillet 1896, n° 13, p. 581-588.

87) E. Remak et Flatau. — Neuritis. (*Nothnagel*, Handbuch der speciellen Pathologie und Therapie, Bd. XI, Th. III Abth. III, I Haelfte.) Wien, 1898.

88) P. Richter. — Ein Fall von Neuritis mit secundaerer Betheiligung der Medulla spinalis. Thèse Leipzig, 1900.

89) H. Rieder. — Neuritis im Gebiete des N. medianus. (Casuistische Mittheilungen aus dem Ambulatorium des medizinischen klinischen Instituts zu München, n° 6.) *Muenchener medicinische Wochenschrift*, 1889, n° 12, p. 201 et 202.

90) H. Rieder. — Die Steintraegerlaehmung. *Münchener medicinische Wochenschrift*, 1893, n° 7, p. 121-123.

91) J. Ross. — On peripheral Neuritis. III. Chronical form

of idiopathic peripheral Neuritis. *Medical chronicle*, XI, (oct. 1889 mars 1890), n° 61, janvier 1890, p. 265-276.

92) E. Roth. — Bemerkung zu Zenker's « Mittheilung ueber eine bisher nicht beschriebene Beschaeftigungsneurose ». *Berliner klinische Wochenschrift*, 1883, n° 46, p. 715.

93) Edward C. Runge. — A case of waiters' paralysis. *Journal of nervous and mental Diseases*, XX, avr. 1895, p. 241-242.

94) S. Sadovsky. — Névrite expérimentale par compression, lésions consécutives des centres nerveux. (Communication à la Société de biologie, séance du 28 mars 1896.) C. R. de la Société de biologie de Paris, 10e série, t. III, 1896, p. 355-358 (Note préliminaire).

95) F. Schaefer. — Ueber Arbeitsparesen. *Thèse* de Berlin, 1890.

96) W. Schlodtmann. — Ueber vier Faelle von peripherischer Accessoriusparalyse. *Deutsche Zeitschrift für Nervenheilkunde*, V, 1894, p. 471-491.

97) H. Secrétan. — Contribution à l'étude des paralysies radiculaires du plexus brachial. *Thèse* de Paris, 1885.

98) E. Sehrwald. — Doppelseitige Læhmung im Gebiete des plexus brachialis durch Klimmzüge. *Deutsche medicinische Wochenschrift*, 1898, n° 30, p. 472-475.

98 a) E. Sehrwald. — Klimmzuglæhmungen. *Deutsche medicinische Wochenschrift*, 1900, n° 6, p. 98-99.

99) W. Seiffer. — Beitræge zur Aetiologie der Peronenslaehmung. *Berliner klinische Wochenschrift*, 1897, n° 51, p. 1111-1114.

100) A. C. Simon. — D'une nouvelle variété de spasmes musculaires fonctionnels. *Thèse* de Paris, 1875.

100 a) Frederick T. Simpson. — A case of multiple neuritis due to a long bicycle ride. *New-York medical Journal*, LXII, 14 décembre 1895, p. 757.

101) W. Sinkler. — On a form of numbness, chiefly of the upper extremities. (Communication au Collège des méde-

cins de Philadelphie, séance du 4 juin 1884.) *New York medical Journal*, XL, 26 juillet 1884, p. 107 et 108.

102) J. P Solntsef. — Paralysie combinée des nerfs des deux membres supérieurs par compression (en russe). (Communication à la Société médicale de Kief, séance du 1 (13) novembre 1897.) *Vratch*, 1897, n° 48, p. 1407.

103) A. Souques. — Symptômes et pathogénie de la paralysie isolée du muscle grand dentelé. *Gazette des hôpitaux*, 1900, n° 32, p. 313-318. (Revue générale.)

104) A. Souques et P. Duval. — Sur une variété de paralysie associée des muscles grand dentelé et trapèze scapulaire. *Nouvelle Iconographie de la Salpêtrière*, XI, 1898, p. 419-445.

105) J. Steiner. — Ueber die Erkrankungen des distalen Endes des N. medianus. (Communication à la Société médicale de Cologne.) *Münchener medicinische Wochenschrift*, 1900, n° 51, p. 1788.

106) Steinhausen. — Ueber Lachmung des vordern Saegemuskels. (Zugleich ein Beitrag zur Physiologie der Schultermuskeln.) *Deutsche Zeitschrift für Nervenheilkunde*, XVI, 1900, p. 399-428.

107) Stephan. — Bijdrage tot de Kennis der beroeps-neurosen. *Weekblad van het nederlandsch tijdschrift voor geneeskunde*, 1889, II, n° 16. (In *Centralblatt für die medicinischen Wissenschaften*, 1890, n° 4, p. 60-61.)

108) Stephan. — Over een beroeps-neurose bij diamantwerkers. *Weekblad van het nederlandsch tijdschrift voor geneeskunde*, 11 fév. 1893, I, n° 6, p. 195 et 196.

109 Steudel. — Die Trommlersehne und ihre Behandlung. *Deutsche militæraerztliche Zeitschrift*, 1899.

110 J. Straus. — Note sur un cas de paralysie spontanée du plexus brachial (avec intégrité du nerf médian) et sur quelques localisations rares de paralysie du plexus brachial. *Gazette hebdomadaire de médecine et de chirurgie*, 16 avril 1885, n° 16, p. 241-248.

111) C. W. Suckling. — Note on multiple peripheral neuritis and its occurence in brassworkers. (Communication au congrès annuel de l'Association médicale britannique tenu en août 1888 à Glasgow, section de médecine). *British medical journal*, 1888, II, 15 déc., p. 1334 et 1335.

112) C. W. Suckling. — Exhaustion paralysis. *Lancet*, 1889, I, 23 mars, p. 573 et 574.

113) Tranjen. — Ueber eine eigenthuemliche Beschaeftigungsneurose. *Berliner klinische Wochenschrift*, 1892, n° 33, p. 838 et 839.

114) R. Vigouroux. — Pathogénie et traitement des impotences fonctionnelles (crampes des écrivains, des pianistes, etc., et spasmes fonctionnels.) (Communication à l'Académie de Médecine de Paris, séance du 3 novembre 1896.) *Presse médicale*, 1896, n° 90, p. CCCXCVI.)

115) R. Vigouroux. — Quelques cas de paralysie atrophique par compression du plexus brachial. *Progrès médical*, 3e série, t. III, 1896, n° 25, p. 385-389.

116) A. Vulpian. — Clinique médicale de l'hôpital de la Charité. Paris, 1879.

117) G.-L. Walton and C. F. Carter. — Metal-turners' paralysis. *The american Journal of medical sciences*, CIV, juillet 1892, p. 61-63.

118) E. Weber. — Zur Aetiologie der peripherischen Ulnaris- und Medianuslaehmungen. *Deutsche Zeitschrift für Nervenheilkunde*, XV, 1899, p. 181-191.

119) I. K. A. Wertheim-Salomonson. — De beroepsatrophie der diamantsnijders. *Weekblad van het nederlandsch tijdschrift voor geneeskunde*, 1897, I. n° 21, p. 866-870.

120) Wiesner. — Zur Pathogenese und Aetiologie der Serratus-Laehmungen. *Deutsches Archiv für klinische Medicin*, 1869 (1868), V. p. 95-107.

121) F. Windscheid. — Pathologie und Therapie der Erkrankungen des peripherischen Nervensystems. Leipzig, 1899.

122) W. v. Zander. — Trommlerlaehmung. *Thèse* de Berlin, 1891.

123) W. Zenker. — Mittheilung über eine bisher nicht beschriebene Beschaeftigungs-Neurose. *Berliner klinische Wochenschrift*, 1883, n° 41, p. 628-631.

124) E. Zuelzer. — Ein Fall von doppelseitiger Erb'schen combinirter Schulterarmlaehmung nicht traumatischen Ursprungs. *Deutsche Zeitschrift für Nervenheilkunde*, xvi, 1900, p. 195-197.

IMPRIMERIE F. DEVERDUN, BUZANÇAIS (INDRE).

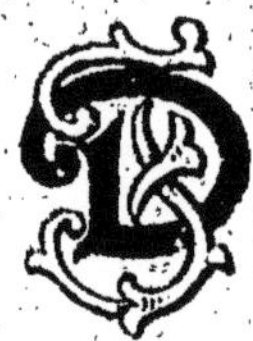

BUZANÇAIS (INDRE), IMPRIMERIE F. DEVERDUN.

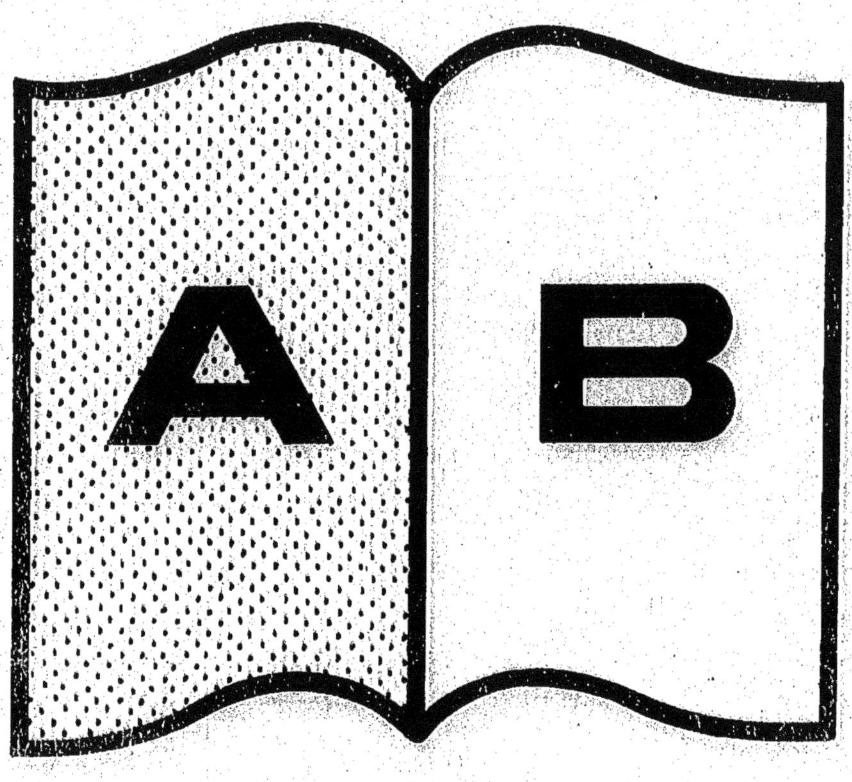

Contraste insuffisant

NF Z 43-120-14

www.ingramcontent.com/pod-product-compliance
Ingram Content Group UK Ltd.
Pitfield, Milton Keynes, MK11 3LW, UK
UKHW012026240726
13965UKWH00002B/589